高职高专护理专业工学结合规划教材

U0276964

临床心理护理

主　编　李胜琴
副主编　吴一玲　陈香娟

编　者（按姓氏笔画为序）：

李胜琴（衢州职业技术学院）

吴一玲（金华职业技术学院）

邵亚莉（衢州市衢江区人民医院）

陈香娟（河南南阳医学高等专科学校）

邵翠萍（衢州市第三医院）

余　静（衢州市柯城区人民医院）

郑尚善（金华职业技术学院）

饶和平（衢州职业技术学院）

ZHEJIANG UNIVERSITY PRESS
浙江大学出版社

图书在版编目(CIP)数据

临床心理护理/李胜琴主编. —杭州：浙江大学出版社，
2014.5(2021.9重印)
ISBN 978-7-308-13092-9

Ⅰ.①临… Ⅱ.①李… Ⅲ.①护理学－医学心理学－
高等职业教育－教材 Ⅳ.①R471

中国版本图书馆 CIP 数据核字（2014）第 074089 号

临床心理护理

李胜琴 主编

丛书策划		孙秀丽
责任编辑		阮海潮
封面设计		俞亚彤
出版发行		浙江大学出版社
		（杭州市天目山路 148 号 邮政编码 310007）
		（网址：http://www.zjupress.com）
排　版		杭州青翊图文设计有限公司
印　刷		嘉兴华源印刷厂
开　本		787mm×1092mm 1/16
印　张		11.75
字　数		279 千
版 印 次		2014 年 5 月第 1 版 2021 年 9 月第 3 次印刷
书　号		ISBN 978-7-308-13092-9
定　价		29.00 元

INTRODUCTION

内容简介

《临床心理护理》是一本适合高职高专护理专业、助产专业使用的工学结合、校企合作开发教材。主要内容有心理护理基础知识(包括心理过程、人格、心理健康、心理应激等),临床心理护理技能(包括临床心理评估和临床心理护理方法),临床不同类型患者心理护理(重点介绍10类典型患者心理特征与心理护理,如癌症患者、手术治疗患者、急危重患者、门诊患者、传染病患者等,同时也介绍异常心理患者人群的心理特征与心理护理,如情感性精神障碍患者),附录(详细解读常用各种心理量表的科学使用)。书中还增设了心理健康小贴士、知识链接、临床实例分析供大家自主学习。

前　言

《临床心理护理》编写依据《教育部关于全面提高高等职业教育教学质量的若干意见》（教高〔2006〕16号）和《关于"十二五"期间全面提高高等职业教育教学质量的实施意见》（浙教高教〔2011〕169号）指出的要加大课程建设与改革的力度，增强学生的职业能力，与行业企业共同开发工学结合教材的文件精神，在对各有关高校及医疗卫生单位广泛调研的基础上，结合护士执业岗位及国家执业护士考试大纲〔2013年版（试行）〕要求，与医疗机构护理专家共同研究，确定课程定位、课程目标及课程具体内容后进行编写的。

教材编写体现先进性、科学性、启发性和实用性，并有创新。教材共分四大部分：第一部分（基础知识篇），简化理论基础，重点突出心理过程和心理应激等内容。第二部分（护理心理技能篇），突出临床护理实用的心理评估与心理护理方法。第三部分（临床不同类型心理护理篇），重点介绍10类典型患者心理特征与心理护理，如癌症患者、手术治疗患者、急危重症患者等。同时，接轨护士执业岗位需要，编入了异常心理患者人群的心理特征与心理护理内容，如情感性精神障碍患者等。护士作为临床心理护理的执行者，第四部分介绍了护士心身健康的内容。为增强高职护理教育的适用性，减少与护理专业其他教材的内容重复，去除了护理人员的职业角色内容。第三部分的编写模式以临床真实病例导入，引出该类型患者的心理问题，提出心理护理措施，进行心理护理评价，接轨护士工作过程，充分体现工学结合。最后的附录，详细介绍了常用各种心理量表的科学使用等内容。

本教材为衢州职业技术学院校企合作开发课程《护理心理》（XQKC201206）建设成果。是一本工学结合、校企合作开发教材，适用于全国高职高专护理专业、助产专业教学使用，也可用作基层医疗卫生单位一线护理人员的继续教育培训教材。

《临床心理护理》为护理专业职业能力拓展课程。为拓展学生知识，强化学习效果，在编写内容中增设了心理健康小贴士、知识链接、临床实例分析，学生可以在课堂后自主学习，丰富心理护理知识。

由于编者能力和水平所限，教材中可能有错误之处，敬请广大读者和同行不吝赐教和批评指正。

主编　李胜琴

2013年12月

目　　录

第一章 绪 论

护理人员在临床护理实践过程中,发现患者的心理健康问题越来越多。例如,不同年龄阶段的患者为何会有不同的心理反应,患同一疾病的患者其心理反应为何不同,静脉注射一针见血而患者却不满意,患者疾病痊愈后为何难以回归家庭与社会,等等。这些问题明确告诉我们,现代护士仅有高超的技术是远远不够的,还需要学习心理护理的理论知识与技能,并能切实可行地应用于临床实践。

第一节 临床心理护理概述

一、概念

自然界最复杂、最奇妙的是人的心理现象。人用感官去感受五彩缤纷的世界,用智慧去探索自然和社会的各种奥秘,用知识去认识世界、改造世界,这一切和人的心理都是分不开的。

1.心理学(psychology) 是研究个体心理现象发生发展规律的科学。它既研究不可直接观察到的内部心理过程,也研究可以观察到的外显行为。

2.护理心理学 是护理学与心理学相结合的交叉学科,它是以研究护理领域中个体心理活动发生、发展及其变化规律为研究对象的学科。其中"个体"包括护士、患者及亚健康状态人群。

3.临床心理护理 是在护理心理学的理论与技能指导下,在维护护士心身健康的基础上,重点研究解决患者心理问题的科学。

二、心理学与护理学的关系

护理先驱弗罗伦斯·南丁格尔(Florence Nightingale,1820—1910)早在100多年前就已经认识到要从生物和心理两方面去护理患者,她认为:"护理工作的对象,不是冷冰冰的石

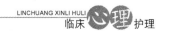

块、木头和纸片,而是有热血和生命的人类。"她在对伤员进行救护的同时,还无微不至地关怀、爱护伤员,使他们在心理上得到极大安慰,死亡率大大降低,为此她获得了英国女王颁发的奖章。现代整体护理进一步发展和完善了南丁格尔精神,强调护理工作的对象是有生命的、社会的人,护理工作是护士与患者及家属,人与人之间沟通的过程,护士将心理学的知识与技能应用于护理工作中,帮助患者挖掘自身潜能,适应和应对机体内外环境变化,保持心身健康。

三、研究对象

护理心理学的研究对象包括护理对象和护士。护理对象包括患者、亚健康状态的人和健康人。

对患者的心理研究主要包括疾病对患者心理的影响和心理因素对健康的作用,以及心理因素和生理之间的相互作用;研究患者普遍的心理反应和不同年龄、不同疾病阶段的心理特点;研究一般病症和特殊病症的心理特点和心理护理的方法。

对亚健康状态人的心理研究主要是个体在健康状况受到潜在因素威胁时的心身反应。潜在因素主要有社会文化因素、情绪因素、人格因素、不良行为方式等。

对健康人的心理研究,重点在正常人的心理活动规律、健康的行为方式和应激的应对方式等对健康的维护和促进作用。

护士心理主要研究在特定职业环境条件下,护士心理特征的培养,良好职业素质的塑造和养成,护士的心理活动对护理对象积极和消极的影响,如何维护和促进护理人员的心身健康。

四、基本任务

1. 研究并提供临床心理护理的科学方法和规范模式　应用心理学的理论与方法,为临床护理提供规范化、操作性强的心理护理模式,有效解决护理工作中存在的各种心理问题。

2. 研究患者心理特征影响健康和疾病的作用机制　在科学理论体系指导下,采用心理学的研究方法,探索人与环境的密切联系、心身互为影响的机制。研究不同年龄阶段、不同科室、特殊疾病患者的心理活动规律。

3. 研究并解决护理过程中的人际关系问题　研究并提供给临床护理人员主导护患关系的技巧和方法,研究并提供有益于护理职业心理素质培养的人际氛围。

4. 研究并提供护理人才培养的心理学指导与咨询　将心理学研究成果提供给教育及医疗卫生主管部门,培养高素质的护理人才;研究选拔护士人才的心理学标准;探索促进护士职业心理素质优化的有效对策;为护士提供维护身心健康的心理咨询。

(李胜琴)

第二节　临床心理护理的发展历史与前景

护理心理学是一门年轻的学科,至今仅 100 多年历史。1860 年南丁格尔在英国圣托马斯医院创办了世界上第一所护士学校,为护理教育和现代护理的发展奠定了基础。护理心理学的历史虽然短暂,而心理护理的思想观念却已有数千年的历史。

一、护理心理学的萌芽

追溯到公元前460年,"西医之父"希波克拉底创建的"体液学说",主张划分人的气质类型,认为医治疾病应考虑患者的个性特征因素,护理应根据患者个性特征进行。还提出"护理重于医疗,其主要在于帮助人们洗净灵魂……最高理想是爱和信心"。强调对患者身心护理的重要性。我国最早的经典医学论著《黄帝内经》也特别强调影响人的社会心理因素,提出喜怒惊忧恐皆可损伤人体,"精神内伤,身必败之"等身心交互的疾病诊治观。

19世纪中叶,护理先驱南丁格尔以其独到见解创建了全新护理概念,她认为:个体由于社会职业、地位、民族、信仰、生活习惯、文化程度等不同,所患疾病与病情也不同,要使千差万别的人都达到治疗或康复所需的最佳身心状态,是一项最精细的艺术。南丁格尔提出,护士必须"区分护理患者与护理疾病之间的差别,着眼于整体的人"。南丁格尔认为,护士作为专门人才,应是人类健康使者,应具备心理学知识,满足患者的需求。南丁格尔的这些观念使她成为心理护理的创始人。

继南丁格尔之后,奥利维亚、克伦特尔、约翰逊、威德鲍尔等学者先后提出,护理要"加强健康教育,包括患者及其环境、家庭、社会的保健",护理是给需要的人们"提供解除压力的技术,使其恢复原有的自我平衡",护理就是"帮助"等新论点,促使护理学领域的帮助患者提高心理素质的健康教育显著增加,护理心理学的理论和实践也随之更加丰富。

二、护理心理学的发展

人类疾病谱、死亡谱的重大变化及现代医学模式的转变,导致护理领域的深刻变革。

(一)将护理心理学课程列入我国护理教育的课程体系

从20世纪80年代初开始,先后在大专、本科、中专等专业教学中展开,短短几年就从浅显的知识性讲座过渡到系统的专业必修主干课程。20世纪末我国广泛兴起的继续医学教育,也促使护理心理学进一步拓展其教学受众。此前许多未接受过系统培训的临床一线护士,通过各种途径学习、掌握了护理心理学的新理论与新技术,并将其应用于临床专业实践。

(二)专用教材质量明显提升

我国"九五"国家级重点教材建设将《护理心理学》列入"普通高等教育国家级规划教材",指明了《护理心理学》的教材建设目标。近年来,教材质量显著提升。上海科学技术出版社2005年版,已突破传统教材结构,融入学术研究的新成果、新概念。

(三)建立护理心理学学术团体,科研实践活动不断深入

1995年,中国心理卫生协会成立了护理心理学专业委员会。多年来,广大护士开展心理护理科研的积极性明显增高。从1980年第一届医学心理学学术年会参与交流的护理心理学论文2~3篇,之后论文数量连年成倍递增,国内各专业学术期刊及学术会议汇编录用的护理心理学论文已逾万篇。近年来,随着我国护理学研究生培养规模的不断扩大,研究生学位论文中涉及护士、患者心理研究的占本学科学位论文总数的近半。论文质量较前明显提高,所涉及研究内容更加丰富,前瞻性论文的比重不断增加。

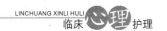

(四)临床心理护理突出个性化

随着护理心理学理论与实践研究的不断深入,临床护理工作者深切感受到不同个性的患者对疾病的认知水平、应对方式、承受能力不同,社会支持不同,心理活动规律也有极大差异。护士在掌握了一般心理活动规律的基础上,根据患者的个性心理特征,在疾病的不同时期有针对性地实施心理干预,在临床心理护理中具有重要意义。

三、护理心理学的发展前景

(一)护理心理学的发展支撑人类健康事业

现代社会的高速发展,突出了心理压力对人们健康的困扰,如精神疾病、心理压力等所致社会生活事件增多,与社会心理因素密切相关的心脑血管疾病、肿瘤等发病率大大增高且发病年龄显著提前;社会发展和生活节奏等任何变化,都可对个体身心健康造成直接威胁,均需要卫生保健事业的提前干预。护理心理学的理论研究与实践探索,都应充分体现其对人类健康事业的不可或缺的支撑作用,既突出专业特色,又与其他学科协同合作,更多地为维护人类身心健康提供服务。

(二)护理心理学紧扣现代护理学而发展

作为现代护理学的支柱学科之一,护理心理学必须了解、紧随现代护理学发展的五大趋势:

1.学科地位更巩固　现代护理学乃是现代科学体系中一门综合自然科学和社会科学知识,独立地服务于人类健康的应用科学。

2.实践范围更扩展　护理实践领域不断扩大,将扩展至有人生存的每个角落,根据人群需要开设不同类型、性质的医院。

3.工作对象更广泛　护理范畴从患者群扩展到健康人群,从疾病过程扩展到疾病预防、从个体健康扩展到群体健康等。

4.工作方法更规范　以护理程序为核心的整体护理模式,将更加科学、系统、规范护理工作的基本方法,建立健全护士法规,明确护士的资格和职责、工作范围、标准等。

5.职业职能更突出　护理专业将为满足人类健康需求发挥更独特、更重要的社会职能,使每个护士展现"健康守护神"的职业魅力,使全社会认同"护理是与医疗共同服务于人类健康的独立专业"的观念。

(李胜琴)

第三节　心理学知识在现代护理中的作用

护理学从以疾病为中心发展到现代护理学以人的健康为中心,与心理学之间的关系越来越密切。我国护士的工作领域主要是在医院,以照顾患者和技术性操作为主要任务,为危重患者提供高质量、高技术的护理。随着医学模式的转变以及护理专业的发展,护理人员将成为初级卫生保健和健康教育的主要力量,是医生和其他保健人员的平等合作者。这就要求护理人员需要具备及时发现护理对象的心身变化,为患者提供心理支持,为患者及家属提供健康教育,并与之有效沟通的专业能力。

一、适应医学模式的转变

在生物医学模式时代,医务人员将注意力局限于疾病本身,没有把患者看成是有血有肉、有思想有感情、容易受周围环境影响的社会化的人,忽略了由此引起的各种心理变化,也没有注意由此产生的患者及其亲属生活质量方面的改变。随着物质文明的发展,人们对这种忽略人性的"工匠化"对待越来越不满意。在"生物—心理—社会"新的医学模式的影响下,护理也从单纯的疾病护理转变为整体人的护理,即把人视为有心理活动和社会属性的生物机体来实施的护理。在护理服务时要提供生理、心理、社会、精神、文化等方面的全面帮助和照顾。

二、改善护患关系

护患关系是临床护理的核心问题,也是各种护理活动的基础。由于高新技术和新设备在临床上的广泛应用,护患之间的交流被冰冷的机器所阻隔,护患关系日趋物化,严重制约了护患之间的交流。而将市场经济引入医院,片面追求经济效益,也损害了护患关系。因此社会和护理专家一再呼吁在医院硬件和软件建设中要倾注更多的人文关怀,加强双方的人际交往和医疗互动,改善护患关系。

三、评估和干预心理问题

北美护理诊断协会每两年召开一次会议,不断地对现有的护理诊断进行增补和修订。至 2000 年第 14 次会议,已修订、审定通过了 155 项护理诊断。从分类的情况看,有三分之一的护理诊断属于心理社会方面的范畴。心理问题和心理障碍已经成为现代护理的主要对象。在患者心理问题的估计和诊断中,心理评估的访谈技术、心理测验和评定量表等都是不可缺少的定量和定性技术。心理咨询和各种心理治疗技术是心理干预和健康教育中经常应用的有效措施。因此,临床心理护理技术为心理护理实践提供了有效的技术支持。

四、促进健康教育

据分析,目前在人类死亡的前 10 种病因中,约有半数直接或间接与个人不良行为习惯、不健康的生活方式有关,如吸烟、酗酒、药物滥用、过量饮食与肥胖、缺乏运动和压力等。掌握护理心理学知识能够促进健康教育,教会人们通过改变不良行为方式、有效调节情绪来预防疾病,真正实施以人的健康为中心的护理。

五、改善和提高整体护理工作的质量

心理护理是整体护理的核心。临床实践证明,个体的心理状态对其自身健康具有直接而决定性的影响。护理人员可通过对患者进行心理支持、心理咨询及心理健康教育等措施实现对患者的整体护理。通过学习心理学知识帮助护理人员理解患者的特殊行为方式;通过护患沟通获得患者准确信息,提高干预效果;通过掌握不同年龄、性别和患不同疾病患者的心理特征有助于制订适当的护理计划,取得事半功倍的效果,从而提高整体护理水平。

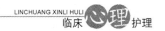

心理健康小贴士

据日本学者调查,护士认为,最受欢迎的护士应该是"熟练掌握护理技术的人,是技术高超的人"。而患者及其家属认为,好护士应是"善良、亲切、能认真倾听,并面带微笑"。护患双方在护理认识上的差异,可能影响护士的护理质量,是护患关系紧张的重要原因之一。

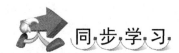 同步学习

1. 护理心理学的研究对象不包括　　　　　　　　　　　　　　　　　　（　　　）
   A. 患者　　　　　　　　　　　　　　　B. 亚健康状态的人
   C. 护士　　　　　　　　　　　　　　　D. 社会工作者
2. 护理心理学的主要研究任务是　　　　　　　　　　　　　　　　　　（　　　）
   A. 研究心理行为的物理学基础　　　　　B. 研究心理行为的化学基础
   C 研究心理行为的生物学和社会学基础　D. 研究心理行为的人类学基础
3. 护理心理学研究各种疾病患者的　　　　　　　　　　　　　　　　　（　　　）
   A. 心理行为变化的一般规律　　　　　　B. 特殊的心理行为表现
   C. 各种疾病的临床表现　　　　　　　　D. 一般规律和特殊的心理行为表现
4. 现代护理观主要体现在　　　　　　　　　　　　　　　　　　　　　（　　　）
   A. 从疾病护理转变为心身整体护理　　　B. 护理与实践拓展到心理、行为、社会
   C. 护理对象从个体到群体　　　　　　　D. 以上都是

（李胜琴）

第二章 心理过程

　　心理学是研究心理现象发生发展规律的学科。心理现象主要包括两个方面:其一是研究人的心理过程,包括认知过程、情绪情感过程和意志过程;其二是研究人与人之间心理上的差异,即个性或人格。心理过程与个性是人的心理活动不可分割的两个方面,每个人的心理过程都带有自己的个性特点,而每个人的个性又都表现在认知、情感和意志的心理过程中。心理现象的内容如下:

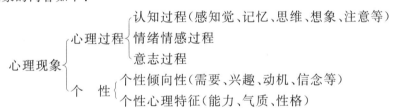

　　心理过程就是人对客观事物认识了解的过程,是人在认识客观事物的过程中表现出来的心理活动。

第一节　认知过程

　　认知过程是人们获取知识或应用知识的过程,也是人最基本的心理过程。它包括感觉和知觉、记忆、思维和想象、注意等心理活动。通过认知活动人类可以认识客观事物规律,并指导护理人员创造性地改造环境,发展自我。

一、感觉与知觉

(一)感觉

1. 感觉的概念　感觉(sensation)是人脑对当前直接作用于感觉器官的客观事物的个别属性的反映。事物的个别属性分别直接作用于某一感觉器官就会产生相应的感觉。如人周围的物体其形状、颜色、软硬、气味和声音等个别属性,直接作用于人的眼、鼻、耳、舌和皮肤等感觉器官而产生的感觉。同时,感觉也反映机体所发生的变化,如个体的运动、内脏器官的活动情况等。感觉是最简单的心理过程,人对客观事物的认识就是从感觉开始的。

1954年,加拿大麦克吉尔大学的心理学家首先进行了"感觉剥夺"实验(图2-1),实验中给被试者戴上半透明的护目镜,使其难以产生视觉;用空气调节器发出的单调声音限制其听觉;手臂戴上纸筒套袖和手套,腿脚用夹板固定,限制其触觉。被试者单独待在实验室里,几小时后开始感到恐慌,进而产生幻觉,在实验室连续待了三四天后,被试者会产生许多病理心理现象,出现错觉幻觉,注意力涣散,思维迟钝,紧张、焦虑、恐惧等,实验后需数日方能恢复正常。

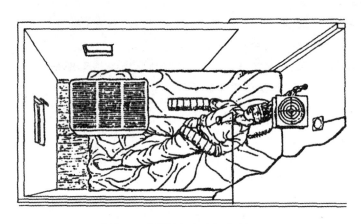

图 2-1 感觉剥夺实验示意图

这个实验表明:大脑的发育,人的成长成熟是建立在与外界环境广泛接触的基础上的。只有通过社会化的接触,更多地感受到和外界的联系,人才可能更多地拥有力量,更好地发展。

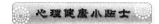

感觉限制疗法

研究发现,过多、过强的刺激可导致心理紧张,采用各种放松技术可以松弛过度紧张的情绪,缓解应激引起的不良效应。限制环境刺激技术(restricted environment stimulation technique,REST)就是一种有效的方法,它的原理是使受试者浸浴于温水池中,隔音、避光,以隔绝环境刺激,时间为20~30分钟。现在有人将其制作成一种专用装置,浴液中可增加清凉解毒、养心安神等中草药液,称之为漂浮疗法。实验表明,漂浮疗法对高血压及其他应激性疾病有益。

2. 感觉的种类 根据刺激信息的来源可以把感觉分为两类:

(1)外部感觉 是接受来自外界的信息刺激,反映外界客观事物属性的感觉。如视觉、听觉、嗅觉、味觉、皮肤感觉等。

(2)内部感觉 是接受来自个体内部传来的信息刺激,反映机体状态的感觉,如平衡感觉、运动感觉和内脏感觉等。

3. 感受性和感觉阈限 人的感觉器官不是对所有的刺激都能反映和感受的,如眼睛不能看声音,耳朵也听不到超声波,因为感觉器官只能感觉对它适宜的刺激,感觉器官对这种适宜刺激的感觉能力就叫感受性。感受性的高低是用感觉阈限来衡量的。感觉阈限是指能引起某种感觉的持续一定时间的最小刺激量。感受性高低和感觉阈限大小成反比关系,即感觉阈限越小,感受性越大。感受性可以通过练习来提高,如中医可以通过望诊分辨出不同的舌象。

4. 感觉的特性

(1)感觉适应 是指同一感觉器官在同一刺激物的持续作用下使感受性发生变化的现象。适应可以使感受性提高或降低,如人从黑暗处进入明亮处,最初什么也看不见,过一段时间后才能看清周围情况,这叫"明适应",表明感受性降低。反之"暗适应",就是感受性提高了。各种感觉的适应速度和程度有差异,嗅觉的适应性最强,俗话说:"入芝兰之室,久而不闻其香;入鲍鱼之肆,久而不闻其臭";痛觉则很难适应。

(2)感觉对比 是指同一感觉器官在不同刺激物的作用下,感觉在强度和性质上发生变化的现象。几个刺激物同时作用于同一感觉器官时产生的感觉对比叫同时对比。几个刺激物先后作用于同一感觉器官时产生的感觉对比叫继时对比,如吃完苦药后再喝白开水也觉得有甜味。

(3)联觉 是指一种感觉引起另一种感觉的心理现象。是感觉相互作用的一种特殊表现。不同的颜色可以引起不同的心理效应,例如,白色给人以严肃、纯洁的感受;浅蓝、浅绿色给人以轻松、平静的感受。以前护士的服装都是白色的,过于庄重、严肃,现在大多都用浅蓝、浅绿色或粉红的,主要是利于患者情绪的调节,使疾病早日康复。

(4)感觉的发展与补偿 某种感觉缺失或有缺陷,可以通过训练来提高其他感官的感受性。例如,盲人没有视觉,但其听觉和触觉特别灵敏。人的感受性也可以通过训练得到提高与发展。如有经验的护士可以从婴儿的不同哭声中分辨出不同的需要。

5. 感觉障碍 人脑在反映刺激物个体属性的过程中出现困难和异常的非常态心理现象称为感觉障碍。常见有感觉过敏、感觉减退和感觉缺失、感觉倒错和内感性不适。感觉障碍的类型及常见表现见表 2-1。

表 2-1 感觉障碍的类型及常见表现

感觉障碍类型	常见表现
感觉过敏	对外界刺激的感受能力异常增高,感觉阈限降低
感觉减退	对外界刺激的感受能力异常下,感觉阈限增高
感觉倒错	对外界刺激产生与正常人不同性质或相反性质的异常感觉
内感性不适	对来自躯体内部的刺激产生各种不舒适的或难以忍受的感觉

心理健康小贴士

粉红色具有安抚情绪的效果

粉红色象征健康,是美国人常用的颜色,也是女性最喜欢的色彩,具有放松和安抚情绪的效果。有报告称,在美国西雅图的海军禁闭所、加利福尼亚州圣贝纳迪诺市青年之家、洛杉矶退伍军人医院的精神病房、南布朗克斯收容好动症儿童学校等处,都观察到了粉红色安定情绪的明显效果。例如把一个狂躁的患者或罪犯单

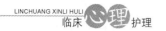
独关在一间墙壁为粉红色的房间内,被关者很快就会安静下来;一群小学生在内壁为粉红色的教室里,心率和血压都会有下降。

(二)知觉

1. 知觉的概念 知觉(perception)是人脑对直接作用于感觉器官的客观事物整体属性的反映。感觉和知觉是两种不同而又不可分割的心理过程。感觉是知觉的基础。当客观事物作用于人的感觉器官时,人不仅能够反映这个事物的个别属性,还可以通过各种感觉器官的协同活动,在大脑中将事物的各种属性联系起来整合成为一个整体,并赋予客观事物一个完整的印象。如燕尾帽、护士服、甜美的微笑、温柔的话语、轻盈的脚步等个别属性被感觉时,人们的脑海中就有了护士的整体形象。

2. 知觉的特性

(1)整体性 知觉的对象有许多个别属性,人在感知对象时,总是把知觉对象的许多个别孤立的部分知觉为一个整体,这就是知觉的整体性(图2-2)。

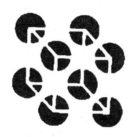

图 2-2 知觉的整体性示意图

(2)选择性 人的周围总有形形色色的事物,在一定时间内人们会根据自己的需要,有选择地以少数事物作为知觉的对象,把对象周围的其他事物作为知觉的背景,这就是知觉的选择性。知觉的选择性与个人的兴趣、需要、经验有关,还与对象的特点有关,如鲜艳的、运动的、刺激性强等,这些因素都会影响人们知觉的选择。知觉对象与背景的关系不是固定不变的,在一定条件或情景有变化时,两者之间可以互相转换(图2-3)。

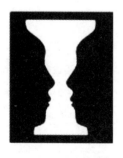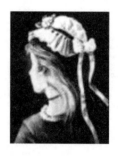

图 2-3 知觉的选择性示意图

(3)理解性 当个体在感知当前事物时,并不是像照相机一样只是机械地复制所观察到的事物,而是根据已有的知识经验去理解它,用熟悉的概念去表达它,这就是知觉的理解性。人的知识经验不同,知觉的理解性也不同。如B超医师能根据波形辨别胎儿的性别,而其他人很难做到这一点。

（4）恒常性　人们在物理条件（如距离、光线等）变化的情况下仍然将事物知觉成稳定不变的整体的现象就是知觉的恒常性，它包括颜色恒常性、大小恒常性和形状恒常性。如我们从不同距离看同一个物体，虽然它在视网膜上成像不同，但我们总能知觉为一种形状（图2-4）。这是我们在知觉事物时，生活中的知识和经验参与知觉过程的结果。

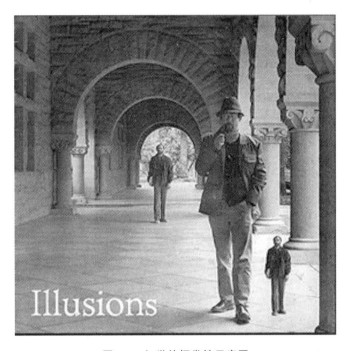

图 2-4　知觉的恒常性示意图

3. 知觉障碍

（1）错觉　是在特定条件下对客观事物产生的歪曲知觉。各种感知觉中都存在着错觉现象，其中视错觉表现最明显。

（2）幻觉　是指没有外界刺激时产生的虚幻的知觉体验。大多是病理性的，是精神病患者的常见症状。

二、记忆与遗忘

（一）记忆的概念

记忆是人脑对过去经历过的事物的反映。从信息加工的视角来看，记忆就是人脑对所输入的信息进行编码、储存和提取的过程。记忆对保证人们的正常生活起着重要的作用，并帮助人们不断积累生活经验，更好地适应环境，预见未来。

（二）记忆的基本过程

记忆是一个复杂的心理过程，它包括识记、保持、再认和回忆。

1. 识记　是通过反复感知来识别和记住事物，从而积累知识经验的过程，是记忆的初始环节。

（1）根据识记的目的性和意志努力程度，可将识记分为无意识记和有意识记。①无意识记:指没有预定目的,不需要经过意志努力的识记。无意识记获得的内容大多比较偶然和零散,具有很大的选择性,与人的需要、兴趣有关的事物容易记住。如经历过的重大事件、参加过的有兴趣的活动等。②有意识记:指有目的、有计划并经过意志努力的识记。如人们看书、查找资料等都是有意识记。有意识记使人的记忆内容和信息更全面、更完整、更系统、更实用。

(2)根据识记材料的性质以及对材料是否理解,可将识记分为机械识记和意义识记。①机械识记:是根据事物的外部联系,采用重复、机械的方法进行的识记。如识记病区患者的床号、姓名、体温、脉搏、呼吸、血压等这些无内在联系的指标,或学习者不理解其意义的材料,往往采用机械识记。②意义识记:是在对材料理解的基础上,按材料的内在联系进行的识记。理解是意义识记的基本条件。实验证明,在识记的速度、精确性、全面性和巩固性等方面,意义识记的效果好于机械识记。

2. 保持　是把识记的材料在头脑中进行储存、巩固的过程。保持是记忆过程的中心环节,也是实现再认和回忆的前提,没有保持就没有记忆。识记材料在记忆的保持中会有变化,发生变化的原因主要是受个体以往的知识经验、兴趣爱好、情绪状态、任务要求和创造性强弱等主观因素的影响。

3. 再认与回忆　再认是指过去感知过的事物,当它再度出现时能认识。回忆是指过去感知过的事物,不在眼前时也能在头脑中重现出来。再认和回忆都是提取信息的过程,所不同的是,能回忆的事物一般都能再认,而能再认的事物并不一定能回忆。

(三)记忆的分类

1. 根据记忆的内容分类

(1)形象记忆　是指以感知过的事物形象为内容的记忆。记忆的主要内容是事物的感知特征,可以是视觉的、嗅觉的、听觉的、味觉的和触觉的形象。如看过的景色、闻过的味道等。

(2)运动记忆　是以自己做过的运动或学习过的操作为内容的记忆,如铺床、静脉输液、开汽车、游泳等。

(3)情绪记忆　是以体验过的情绪或情感为内容的记忆。具有保持时间长、经久难忘的特点。如"一朝被蛇咬,十年怕井绳"其实记忆的就是当时极度害怕、恐惧的情绪。

(4)逻辑记忆　是以概念、公式、判断、推理等逻辑思维过程为内容的记忆。是人类在学习过程中不可缺少的、特有的记忆形式。

2. 根据记忆信息保持时间的长短分类

(1)瞬时记忆　也称感觉记忆,是指刺激物停止作用后,它的映像在大脑中持续瞬间就消失的记忆。特点:时间短,约 0.25～2 秒;信息储存量大,信息消失也快;形象鲜明。如果能及时加工这些信息,则进入短时记忆,否则就会很快遗忘。

(2)短时记忆　指信息能在大脑中保持 1 分钟以内的记忆。信息是以知觉形式保持,储存量有限,一般为 7±2 个组块。每个组块可以是一个字母,也可以是一串字符。因此,科学编排和组织有意义的记忆材料,可以大大提高记忆储存的容量。短时记忆的信息经过复习和加工可进入长时记忆。

(3)长时记忆　指信息经过充分加工后,在头脑中保持较长时间的记忆。其特点是:信息储存量大,信息编码是以意义为主或联想组合加以储存;保持时间长,可几天、几个月、几年甚至终生都难忘。

瞬时记忆、短时记忆和长时记忆的区分只是相对的,它们之间相互联系,相互影响,构成了完整的记忆系统(图2-5)。

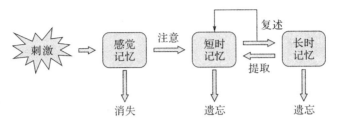

图 2-5　三种记忆系统关系图

 知识链接

记忆的影响

　　有两位同有家族史的乳腺癌患者,一位患者母亲查出患乳腺癌后做了根治性手术,躯体形象严重破坏,化疗的不良反应明显,患者情绪极度低落,两年后不幸去世。另一位患者母亲也因患乳腺癌做了根治性手术,躯体形象严重破坏,化疗的不良反应明显,但情绪一直乐观向上,度过5年生存期后,现在还生活得很好。由于记忆了不同的经历和结果,前者患病后情绪低落,对治疗没有信心,甚至不愿配合治疗等待死亡。相反,后者患病后,情绪适应良好,对康复充满信心,积极配合治疗并坚持体能锻炼。从这两个案例我们可以看出,患者对自身疾病预后直接和间接的记忆对其患病后的情绪、康复信心、求生的欲望影响很大。护士要了解患者的经历,给予有效的心理指导。

(四)遗忘

1. 遗忘的概念　遗忘是对识记过的材料不能再认和回忆或错误地再认和回忆。遗忘是一种自然的心理现象。它虽然给人们带来不少烦恼,但是现代心理学认为,遗忘并不全是坏事,它对人的精神健康和生活愉快具有一定积极意义。

2. 遗忘的规律　遗忘是有规律的,德国心理学家艾宾浩斯最早用实验的方法对遗忘现象进行了系统的研究。研究结果表明:遗忘的进程是不均衡的,在识记后的最初时间里,遗忘的速度最快,随着时间的推移,遗忘的速度会逐渐变慢,稳定在一个水平上,呈现出"先快后慢"的规律。这一曲线称之为艾宾浩斯遗忘曲线(图2-6)。

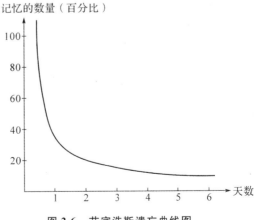

图 2-6　艾宾浩斯遗忘曲线图

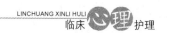
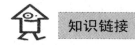知识链接

记忆的窍门

1. **链接法** 记住一长串事物的一种简单而快速的方法是用链接法。假设您希望按顺序来学会以下单词：蜡烛、天鹅、丝带、足球。首先想象一下蜡烛，看见蜡烛的火焰，感觉到它散发的热量，闻到烟味。蜡烛的烟向上飘荡，并在一只天鹅的脖子周围旋绕。现在您肯定能感觉到天鹅的羽毛，看到它的翅膀和嘴的颜色了。但天鹅的嘴里是什么？是一条长长的紫色丝带。依此类推。

2. **对应法** 对应法是结合心象与关键押韵短语来帮助记忆。常用的押韵短语有："一是圆面包，二是鞋，三是树……"(one is a bun, two is a shoe, three is a tree……)。如果我想记住去商店时需要买些什么东西，我会在脑海里形成一系列图像，想买的每一样东西都与这句短语中编上号的字相对应。例如，如果我需要买肥皂、牛奶和饼干，我就在脑海想象用圆面包夹肥皂做的三明治（"一是圆面包"）、一双盛满牛奶的鞋（"二是鞋"）以及一块挂在树上的饼干（"三是树"）。

3. **位置法** 想象一条您熟悉的路线，例如从您的家到超市。沿着这条路线选几个点，如您家的门口、十字路口、幼儿园大门口等等。现在，想象您自己正沿着这条路线行走，并把您想记住的这几样东西分别放在您选择中的位置上。例如，我可以将一块肥皂平稳地放在家门口，将一箱牛奶放在十字路口，并将一盒饼干放在幼儿园的大门口。当您想要记起这些东西时，您只需想象您沿着这条路线行走，在您脑海中当到达您选中的位置时就会出现这些东西。

(五)记忆障碍

1. 错构 指对一个真实事件的追记中添加了错误的细节。弥漫性脑病变患者错构倾向强烈而明显，正常人偶有发生。

2. 虚构 指以想象的、毫无真实根据的内容填补记忆缺陷。多见于脑外伤性、酒精中毒性精神病，这类患者在谈论这些"经历"时仿佛确有其事。

3. 似曾相识和旧事如新感 似曾相识是指在碰到完全陌生的人或事时，出现一种似曾相识的感觉。旧事如新感是指在感受早已熟知的事物时，有一种从未见过的陌生感。这两种现象正常人也可能出现，而神经症和癫痫患者更加多见。

4. 心因性遗忘 是指对某一事件（常常是对个人不利或有羞辱感的事件）及有关情境全部遗忘，或对发生这一事件的一段时间内发生的所有事情遗忘。这种症状只是回忆的抑制，并不是记忆力的丧失，经过治疗这些记忆可以恢复。

5. 器质性遗忘 是指脑外伤、脑血管病变、脑炎、老年性痴呆等器质性疾病引起的遗忘。颅脑外伤后不能回忆受伤前的经历为逆行性遗忘；脑器质性病变患者对发病之后一段时间的记忆丧失为顺行性遗忘；老年性痴呆患者的特点是近事遗忘。

三、注意

(一)注意的概念

注意(attention)是心理活动对一定对象的指向和集中。指向是指心理活动有选择地针对某一事物;集中是指心理活动深入到所选择的事物中去。注意并不是一个独立的心理过程,而是始终伴随在其他认识活动过程中的一种心理状态。任何心理活动的开始都以注意为起点,注意在人的实践活动中的作用不可缺少。

(二)注意的类型

根据注意有无目的性和意志努力的程度不同,可把注意分为三种。

1. 无意注意　是指事先无预定目的,也无意志努力的注意。如安静的教室,突然有人推门而入,大家会不约而同地把视线朝向他。这种在外界刺激直接作用下产生的注意就是无意注意。

2. 有意注意　是指有预定目的,需要意志努力才能维持的注意。它受意识的调节和支配,服从主体需要,具有积极主动的特性。如学生认真听课、驾驶员集中精力开车等所保持的注意就是有意注意。

3. 有意后注意　是指有预定目的,但无须意志努力的注意。是在有意注意的基础上出现的一种注意。如初学电脑者需高度集中注意力在键盘上,熟练后则可以盲打而把注意力集中在电脑屏幕上。有意后注意是一种高级类型的注意,具有高度的稳定性。

(三)注意的品质

1. 注意的广度　又称注意的范围,指单位时间内注意到事物的数量。注意的广度与知觉对象的特点、个体的知识经验、活动任务、情绪与兴趣状态有关。实践证明:物体越集中或者越有序地排列,注意广度就扩大;杂乱无章的物体则使广度缩小。对不熟悉的事物,注意广度就缩小;而对熟悉的事物,注意广度就扩大。如我们看现代小说可以一目十行,而看文言文时注意范围就小得多。

2. 注意的分配　指在同一时间内,把注意指向不同的对象或活动的品质。例如,护士在进行各项护理操作的同时,要密切观察患者的面部表情和身体变化。注意分配的能力可以通过训练得到提高,作为一名综合素质强的护士应学会"眼观六路,耳听八方"。注意分配的基本条件是,所从事的活动中必须有一些活动是非常熟练的,甚至达到了自动化的程度。

3. 注意的稳定性　又称注意的持久性,指注意集中于某一事物持续的时间。如学生能集中注意听课,就是注意稳定性的表现。和注意的稳定性相反的是注意的分散,即平常所说的分心。我们所处的环境,常有许多刺激可引起无意注意,注意力从注意的对象转移到不该注意的对象从而干扰了人们的有意注意。

4. 注意的转移　指根据注意的目的,主动地把注意由一个对象转移到另一个对象,或从一种活动转移到另一种活动上的现象。注意转移的速度和质量,取决于前后两种活动的性质和个体对这两种活动的态度。注意的转移与分散不同,注意转移是有目的、主动地进行,而注意的分散是无目的、被动地进行。

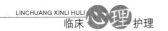

四、思维

(一)思维的概念

思维是人脑对客观事物间接的概括的反映。思维和感知觉、记忆都是人脑对客观现实的反映,而思维是对客观现实间接的概括的反映,是认识过程的高级阶段。它反映的是事物的本质特征和事物之间的内在规律及相互联系。

(二)思维的特征

1. 间接性 是指个体对客观事物的反映不是直接的,而是通过其他事物或已有的经验作为媒介来认识客观事物的。如护士通过观察患者的面色、体温、脉搏、呼吸、血压、神志等,间接了解患者的病情和发展趋向。

2. 概括性 是指人脑对同一类事物的本质和规律性的认识,是对个别事物多次认知的结果。如患者体表有红、肿、热、痛等症状,医生能借助于对疾病概括的认识,间接地判断出该患者有局部感染病灶。

(三)思维的分类

1. 根据思维要解决的问题分类

(1)动作思维 以实际动作来解决直观具体问题的思维过程。3岁前幼儿主要采取这种思维方式,如幼儿掰着手指数数,聋哑人靠手势与动作与人交往等。

(2)形象思维 利用头脑中的具体形象来解决问题的思维过程。成人在理解抽象概念、解决复杂问题时,往往需要具体形象思维的帮助,如哥白尼曾在《天体运行论》中用诗一般的语言描绘了自己所想象的天象:"在所有这些行星中间,太阳傲然坐镇,高踞于王位之上,统治着围绕膝下的子女一样的行星。"

(3)抽象思维 以概念、判断、推理等形式进行的思维,如护士制订护理计划时,须将医学、心理学的知识和护理理论相结合进行思考,拟出各项护理措施和评价方法。

2. 根据思维探索答案的方向分类

(1)聚合式思维 又称求同思维,是指把问题提供的各种信息聚合进来,得出一个确定的或最佳的答案。例如,医生在给患者看病时,根据患者的各种症状、体征以及实验室检查结果等对患者的疾病做出正确的诊断。

(2)发散式思维 又称求异思维,是指从一个目标出发,沿着各种不同途径去思考,探求多种答案的思维。其主要特点是求异与创新,如学生用多种方法来解答同一道数学题。

> **想一想:**
> "绿色的小鸟,黑色的猫,花色的狗,黄色的狮子。"从这四种动物中指出哪一只与其他三只不同类,并说出理由。

(四)思维的过程

人类思维活动是复杂的心理活动过程,它主要体现在解决问题的活动中。人们在社会实践中常常会遇到各种各样的问题和矛盾,只要有问题,就会促使人去解决。由于问题性质不同,解决问题的方式也会不同,所以思维的模式并不是固定不变的而是多种多样的。从发现问题到问题解决一般要经过4个基本阶段。

1. 发现问题　是解决问题的开端。只有善于发现问题并能抓住问题的核心,解决问题才能有正确的方向。问题的发现与个体的需要、动机、求知欲和知识经验有关。

2. 分析问题　发现问题后,对问题进行分析,找出问题的核心与关键。分析问题越透彻越有利于问题的解决。分析问题的能力与个体的知识经验有关,知识经验越丰富越容易抓住问题的实质,分析问题的能力越强。

3. 提出假设　就是从当前问题出发,通过推测、假设和推论,有指向、有选择地提出解决问题的方案、策略。个体已有的知识经验、创造性的构思和常识性的实践操作等会影响假设的提出。科学地提出假设是解决问题的关键。

4. 检验假设　由于客观事物的复杂性和个体主观因素的影响,提出的假设,其正确的程度如何需要通过实践检验和智力活动检验,后者适用于某些无法进行实践检验或实践检验需付出很大代价的假设。但实践是最终的检验方法。

(五)影响问题解决的心理因素

1. 迁移　指已掌握的知识经验和技能对学习新知识、新技能和解决新问题的影响。一种知识、技能的掌握,促进另一种知识、技能的掌握称为正迁移;反之,则是负迁移。如一个动手能力强的人,各项操作技能都会显示出优势。

2. 心理定式　指在过去经验的影响下,解决相似的新问题时带有一定的倾向性和习惯性。定势对解决问题既有积极作用,也有消极作用。如九点连线图,要求一笔完成、不重复、不倒退、用四条直线把 9 个点连起来(图 2-7)。

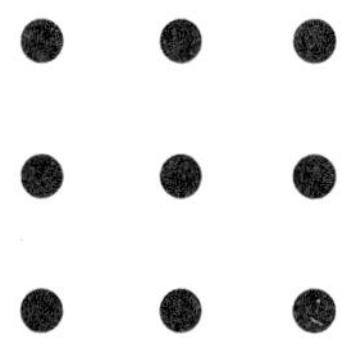

图 2-7　九点连线图

3. 动机强度　动机的强度与解决问题的效率有关。一般情况下,动机较强,解决问题时所受的激励作用也较大,但是动机超过了一定限度后,解决问题的效率反而会降低。而动机太弱,心理活动的积极性较低,也不利于问题的解决。只有适中的动机,才是解决问题的最佳状态。动机强度与解决问题的关系是一种倒 U 字形的曲线关系。

4. 功能固着　人们习惯于看到某一种物品的常用功能和用途,而难以看出此物品的其他功能和用途的现象,就是功能固着。如砖头的主要作用是建筑功能,但是我们还可以利用它来做武器、画笔、重锤等。在解决问题时功能固着往往会影响个体灵活性和变通能力的发挥,对问题解决往往起到阻碍作用。

心理健康小贴士

两个大学生的故事

两个大学生毕业后分配到同一个单位工作。两年后公司老总提拔 A 当副科长,B 心理很不平衡,找到老总:"你交给我的任何工作,我都踏踏实实完成了,怎么提拔 A,不提拔我? 我们一起来的,你这么做,我心理不平衡。"老总非常有耐心,他说:"小 B,我是要给你说清楚的,这样,你先帮我做件事情吧,下午四点半,你到隔壁自由市场去看看,还有什么东西卖没有,回来告诉我。"小 B 答应了,去看了后回来跟老总说,有个农民推着手推车在卖土豆。老总问,这一车土豆有多少斤? 小 B 说,不好意思我没问,我去问一下。过一会回来告诉老总说,一车土豆大概 300 多

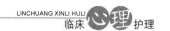

斤。老总又问他:多少钱一斤?小B说我去问一下,回来说:老总,八角一斤。老总说,要是我全买下,能不能便宜点?噢,那我再去问一下。小B再次下楼,回来告诉老总,如果全部买,六角一斤。老总看他上上下下跑了四趟,大汗淋漓,端了一杯热茶给他,让他坐下休息一会儿。又把小A叫过来,小A,你到隔壁市场去看一下还有什么东西卖,回来告诉我一下。小A去了一会儿就回来了,告诉老总,有个农民推着一车土豆在卖,老总问,大概有多少斤啊?老总,我顺便问了一下,大约300斤多一点。老总说,他卖多少钱一斤呢?我也顺便问了一下,八角一斤,如果全部买可以六角钱一斤。老总说,叫他来,我全部买了。小A说,我已经叫到门口了,只等你一声令下就进来了。小B看到了这个全过程,无话可讲。老总说,希望你们,不仅要好好工作,还要有主动和创新精神。

第二节　情绪与情感过程

一、概述

(一)情绪和情感的概念

情绪和情感(emotion and feeling)是指人对客观事物是否符合自己需要而产生的态度体验及相应的行为反应。

人具有自己的主观世界,在认知客观事物的过程中,不同的个体会表现出不同的态度。客观事物是否符合主观需要会体验到肯定与否定的情绪和情感。肯定的内心体验就会有开心、快乐、满足感,否定的内心体验则有悲哀、恐惧、愤怒感等。任何的情绪和情感都不是自发的,都是由客观事物引发的。客观事物是产生情绪和情感的源泉,但也不是任何客观事物都会使个体引发情绪和情感,只有那些与个体的需要相联系的客观事物才能引发人的情绪和情感。因此,引发情绪和情感的关键在于个体的需要。

(二)情绪和情感的关系

情绪与情感是两个既有区别又有密切联系的概念。情绪的产生通常与有机体的生物需要是否得到满足有关,具有较大的情境性和短暂性,并伴随明显的外部表现,如狂喜时手舞足蹈,伤心时痛哭流涕。而情感的产生则与社会需要是否满足有关,如荣誉感、自豪感、责任感、耻辱感和美感等,是人类所特有的。情绪是情感的基础和外部表现形式,情感是情绪的本质内容,并对情绪有支配和调节作用。

二、情绪与情感的分类

情绪和情感错综复杂,难以描述。一般而言,最基本的原始情绪不外乎四个方面:快乐、悲哀、愤怒、恐惧。除了基本情绪情感以外还会有许多复杂的体验,如与自我评价有关的有自信与自卑、成功与失败、骄傲与耻辱、爱与恨等;与感觉刺激有关的有疼痛、厌恶、愉快等。

(一)情绪状态

情绪状态是指特定时间内情绪活动在强度、紧张度和持续时间上的综合表现。不同的情况下引起的情绪状态有很大差异,大致可分为心境、激情和应激等三种类型。

1. 心境 心境是一种微弱的具有渲染性的比较持久的影响人的整个心理活动的情绪状态。这种情绪状态不是针对某一事物的特定体验,也不具有明确的指向性,但往往会以特定的情绪看待周围的事物,从而影响日常的行为表现。个体在心境舒畅时,做事、看人都会渲染上满意和美好的色彩;相反,则似戴上有色眼镜,觉得事事不顺心,件件不如意。引发不同心境的原因是多方面的。如人际关系、气候变化、事业的成败、工作的顺利与否等,都可能引起某种心境。

2. 激情 激情是一种强烈的、短暂的、爆发性的情绪状态。激情通常是由对个体具有重大意义的事件引起,处于激情状态时,人的意识范围会变狭窄,理智分析能力受到限制,情绪控制能力减弱,会做出不计后果、不顾一切的行为。如"激情犯罪"就是一种典型的表现。

3. 应激 应激是由出乎意料的紧急情况所引起的一种高度紧张的情绪状态。如突然发生的地震、车祸等意外事件,在突如其来或十分危急的情景下,个体必须迅速作出决策和采取行动时,容易出现应激状态。应激时机体会产生高度警觉、交感神经兴奋性增高及异化激素大量分泌等一系列的生物性反应,这些变化有助于个体应对急剧变化的环境刺激,以维护机体功能的完整性。

(二)社会性情感

1. 道德感 是衡量人的行为是否符合人的道德需要和道德观而产生的情感体验。道德感对人们的实践活动有着重要的作用。它可以指导人们按照道德准则的要求,去度量别人的行为,同时也根据这些准则约束自己的行为。这些准则如果被遵守,则产生肯定的体验,如责任感、荣誉感和成就感等;反之则产生否定的体验,如羞耻、失望感等。

2. 理智感 是人们对智力活动的需要和意愿能否得到满足所产生的情感体验。理智感是推动人们认识事物和探索世界的强大动力。其作用与个人已有的知识水平、学习愿望有关。如求知欲、上进心、追求真理等都属于理智感的范畴。

3. 美感 是事物是否符合个人审美需要而产生的情感体验。如美好的景色、音乐、图画,人物动作端庄大方、衣着得体等都会使人产生美感。美感受经济、文化、个性、审美能力和审美观等多方面因素的影响和制约,个体的美感各不相同。

三、有关情绪的理论学说

(一)情绪的外周学说

美国心理学家(Ja Iles)和丹麦生理学家兰格(Lange)分别于 1884 年和 1885 年提出了观点基本相同的情绪理论。詹姆斯认为,情绪是对身体变化的知觉,先有机体变化的知觉,再有情绪体验,他曾说:"我们害怕是因为逃跑",换言之,"悲伤是由哭泣引起","愤怒是由打斗招致"。兰格认为,情绪是内脏活动的结果,与血液系统变化密切相关。如某些药物之所以会引起情绪变化,主要是引起了血液系统的变化。即外界刺激先引起生理反应,进而引起情绪体验。这一学说,在今天看来存在明显缺陷,但它促进了后人对情绪的各种心理实验研究。

(二)情绪的丘脑学说

由美国生理学家坎农(Cannon)和巴德(Bard)提出,这一理论认为:丘脑是情绪的中心,当丘脑接受能引起情绪反应的刺激后,同时向大脑皮层和自主神经中枢转发信号,经过一系列神经传导过程产生情绪体验。丘脑理论存在历史局限性,它忽视了外周变化的意义以及大脑皮层对情绪发生的作用。

(三)情绪的认知理论学说

美国心理学家沙赫特(Schachter)于20世纪60年代初提出情绪的产生是认知过程、外界刺激和生理反应三者相互作用的结果,其中过去经验和认知因素对情绪的产生起关键作用。个体将某种曾经经历过的情绪体验与当前环境刺激进行比较,如相类似并曾成功应对过,个体的情绪体验就不明显;如对外界刺激感知陌生,毫无经验,则个体就会产生紧张情绪。沙赫特的研究为情绪的认知理论提供了科学依据,极大地推动了认知理论的发展。

(四)情绪的认知评价学说

阿诺德(Arnold)认为人们遇到任何事物,都在一瞬间,直接、自动和几乎不由自主地对它产生一种评价,判断对自己有利还是有害,从而作出接近、忽略还是回避的反应。他强调个体对外部刺激的评价过程发生在生理反应、情绪体验和行为变化之前,认为产生情绪的根本条件是评价。

四、情绪与健康

东方成年人习惯于掩饰、压抑自己的情绪,而从心理健康的角度出发,有情绪就要表达出来,但表达的途径要恰当,不能伤害他人。情绪表现一般有两个方面,即情绪的内在表现(生理反应)和情绪的外在表现。

(一)情绪的生理反应

情绪活动发生时,常常伴随着一系列的生理反应。现代生理学和心理学研究表明,人的情绪是与神经系统多种水平功能相联系的。在情绪状态下,机体的呼吸、心血管、消化、泌尿、生殖、内分泌、皮肤和骨骼肌系统等生理功能都可发生明显变化。这是中枢神经系统、自主神经系统和内分泌系统共同作用的结果。强烈的情绪可使人心率增快、呼吸急促或节律改变、血管收缩(或扩张)、血压升高(或下降)、胃肠活动抑制,尿生成减少,皮肤电阻降低,全身肌张力增高等。主要原因是在情绪状态下,体内的儿茶酚胺、甲状腺激素和皮质激素等内分泌的改变。除了对各大主要脏器的影响外,还会影响机体代谢过程,使血糖升高、体温升高等。如强烈情绪持续较长时间,会使血液凝固系统、纤溶系统、血小板聚集功能与血脂也发生改变。

(二)情绪的外在表现

与情绪状态相联系的有机体外显表现,它包括面部表情、体态表情和言语表情。

1. 面部表情 是指通过眼睛、眉毛、嘴巴和颜面肌肉的变化来表现各种情绪状态。它能最直接、丰富、精细地显示不同性质的情绪,是辨别情绪的主要途径。如眉开眼笑、眉飞色舞、咬牙切齿、张口结舌等。护士要善于观察患者的面部表情,来了解他们的情绪变化。

2. 体态表情 指通过身体各部分呈现的动作、姿态来表达情绪。如欢乐时手舞足蹈,紧张时坐立不安,悔恨时捶胸顿足等。肢体表情不像面部表情那样容易辨别,但也不容易掩饰,如患者因腹痛而蜷曲着身体是很难掩饰的。

3. 言语表情 指情绪发生时表现在说话的语音、语调、节奏、语速等的变化,是人类特有的表达情绪的手段。如愤怒时声音高尖而且颤抖,悲哀时语调低沉、语速缓慢,同样一句话,语调不同,表达出来的情绪就一样。

(三)情绪与健康的关系

情绪健康是身心健康的一个重要内容,情绪活动与人类健康有着密切的关系。

1. 积极乐观的情绪　有利于疾病的痊愈,可以有效调动机体的能源,使血糖增高,脉搏、呼吸加快等。积极的情绪还能提高人们行为活动的效率和耐力,使人体内各器官系统的活动处于高水平的协调一致。

2. 消极情绪　会使机体对疾病的易感性增高,从情绪引起生理反应来看,情绪活动在较大程度上决定着人体的新陈代谢和各器官系统的功能状态,成为维持人体身心健康的一个关键性要素。消极情绪还有可能加速疾病的恶化,临床上常见的心肌梗死、消化性溃疡、脑血管意外等病,都可由于情绪过度紧张而诱发,而对疾病的恐惧、担忧又加剧了消极情绪产生,从而形成恶性循环,使疾病恶化,甚至导致患者死亡。

因此,要保持健康,就要学会有效地调节自己的情绪,成为情绪的主人。调节情绪的方法每个人各有不同,一般有以下几个方面。

(1)适时调整行为目标　情绪与需要有关,根据自己的实际能力来确定当前的理想与目标,满足合理的需要,会减少消极情绪的发生。

(2)改变认知评价的方法　每个人的生活中都难免会碰到大大小小的生活事件,能及时调整自己的认知评价,用积极的心态看一切,可有效地减少消极情绪的发生。

(3)改变或转换环境　环境刺激容易引起情绪改变,积极改变工作或生活环境,调整人际关系结构,也可以防止或减少消极情绪的产生。

(4)积极地应对和心理防御　积极地应对和防御消极情绪,可以减少或消除其对心身健康的不利影响。

(5)咨询与求助　如果自己没有能力调整情绪,要学会求助他人或心理咨询专业机构,借别人的力量来帮助调节情绪。

心理健康小贴士

钉子的故事

从前,有一个脾气很坏的男孩,他的爸爸给了他一袋钉子,告诉他,每次发脾气或者跟人吵架的时候,就在院子的篱笆上钉一根钉。第一天,男孩钉了 37 根钉子。后面的几天他学会了控制自己的脾气,每天钉的钉子也逐渐减少了。他发现,控制自己的脾气,实际上比钉钉子要容易得多。终于有一天,他一根钉子都没有钉,他高兴地把这件事告诉了爸爸。爸爸说:"从今以后,如果你一天都没有发脾气,就可以在这天拔掉一根钉子。"日子一天一天过去,最后,钉子全被拔光了。爸爸带他来到篱笆边上,对他说:"儿子,你做得很好! 可是看看篱笆上的钉子洞,这些洞永远也不可能恢复。就像你和一个人吵架,说了些难听的话,你就在他心里留下了一个伤口,如同这个钉子洞一样。插一把刀子在一个人的身体里,再拔出来,伤口就难以愈合了。无论你怎么道歉,伤口总是在那儿。要知道,身体上的伤口和心灵上的伤口一样都难以恢复。"

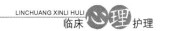

第三节 意志过程

一、意志的概念

意志（will）是人们为了达到一定的目的，自觉地组织行动，并克服各种困难，努力实现预定目的的心理过程。

二、意志的特征

受意志支配和控制的行为称为意志行动。人的意志行动有三个主要特征。

1. 自觉性 意志行动是有目的自觉的行动，冲动的、盲目的行动都不是意志行动。

2. 与克服困难相联系 意志行动是在克服各种困难的过程中体现出来的，没有困难的行动不是意志行动。困难包括内部和外部的，内部困难来自于自身的心理和生理方面，如消极的情绪、胆怯、懒惰的个性，犹豫不决的态度，缺乏知识经验，能力不够，体弱多病等。外部困难是指来自外界的障碍，如来自于社会、家庭和他人的阻挠，工作条件差，恶劣的自然环境等。

3. 以随意运动作为基础 随意运动是由人的主观意识来控制和调节的，按照目的去组织、支配和调节行动，最后实现预定的目的。

三、意志的品质

意志品质是克服困难，完成各项实践活动的重要条件，一般把意志品质归纳为以下几方面：

1. 自觉性 是对行动的目的和意义有充分的认识，并能控制自己的行动，使自己的行动符合社会、集体利益要求的心理品质。与自觉性相反的是盲目性和独断性。

2. 果断性 是指善于明辨是非，适时地采取决断，并执行决定的品质。意志的果断性以深思熟虑和勇敢为前提。是个人学识和机智的有机结合。与果断性品质相反的是优柔寡断和武断。

3. 坚韧性 是指一个人在意志行动中以充沛的精力和百折不挠的精神，克服一切困难和挫折，向既定目前进的品质。与坚韧性相反的是动摇和执拗。

4. 自制性 是指善于控制自己情绪和约束自己言行的品质。与自制性相反的是任性，表现为放纵自己，毫无约束，感情用事，一意孤行。

四、意志品质的培养

坚强的意志不是天生的，而是后天培养的，有意识地在日常生活中锻炼自己，人人都能成为意志坚强的人。

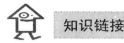

果汁软糖实验

20世纪60年代,美国心理学家米卡尔做了一个著名的"果汁软糖实验"。对象是斯坦福大学附属幼儿园的孩子。实验者将一群4岁的孩子留在一个房间里,发给他们每人一颗软糖,然后告诉他们"我有事情要出去一会儿,你们可以马上吃掉软糖,但如果谁能坚持到我回来的时候再吃,就能够得到两块软糖。"有的孩子迫不及待地吃掉软糖;有的孩子一再犹豫,但还是忍不住塞进了嘴里;另外一部分孩子却通过做游戏、讲故事、自言自语甚至假装睡觉等方法坚持下来。20分钟以后,实验者回到房间,坚持到最后的孩子又得到了一块软糖。实验之后,研究者进行了长达14年的追踪调查,最终得出这样一个事实:那些在4岁时能以坚忍换得第二颗软糖的孩子常成为适应性较强,比较自信、独立,性格良好的少年;而那些在早年经不起软糖诱惑的孩子则更可能成为性格孤僻、易受挫、固执的少年。那些能够为获得更多软糖而等待更久的孩子要比那些缺乏耐心的孩子更容易获得成功。这样看来,培养孩子"延迟满足"的能力对培养孩子的意志品质是非常重要的。

同步学习

1."感觉剥夺"实验是指　　　　　　　　　　　　　　　　　　　　　　　（　　）
　　A.内外部感觉的剥夺　　　　　　　　　　B.外部感觉的剥夺
　　C.内部感觉的剥夺　　　　　　　　　　　D.外部感觉受限

2.当知觉的条件在一定范围内改变了知觉的映像仍然保持相对不变,这就是知觉的（　　）
　　A.选择性　　　　　B.理解性　　　　　C.恒常性　　　　　D.整体性

3.错觉是指　　　　　　　　　　　　　　　　　　　　　　　　　　　　（　　）
　　A.神经症患者的知觉　　　　　　　　　　B.幻觉
　　C.人的一种心理缺陷　　　　　　　　　　D.对事物的不正确知觉

4.当人们查过电话号码,立即拨完后,往往不再记得号码,这种记忆是　　（　　）
　　A.瞬时记忆　　　　B.短时记忆　　　　C.无意记忆　　　　D.长时记忆

5."一朝被蛇咬,十年怕井绳"说的就是　　　　　　　　　　　　　　　　（　　）
　　A.运动记忆　　　　B.形象记忆　　　　C.抽象记忆　　　　D.情绪记忆

6.再认和回忆之间的关系是　　　　　　　　　　　　　　　　　　　　　（　　）
　　A.能再认的事物一定能回忆　　　　　　　B.能回忆的事物一定能再认
　　C.能再认的事物一定不能回忆　　　　　　D.能回忆的事物一定不能再认

7.动机强度与解决问题的效率之间的关系是　　　　　　　　　　　　　　（　　）
　　A.动机越强,解决问题效率越高　　　　　B.动机越弱,解决问题效率越高
　　C.动机适中,解决问题效率最佳　　　　　D.动机强度和解决问题效率之间没有关系

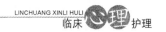

8. 人们在马路上行走,突然路旁一声巨响所引起的注意是 （　　）

    A. 有意注意　　　B. 无意注意　　　C. 随意注意　　　D. 注意转移

9. 护士通过临床观察患者体温、脉搏、呼吸、血压等来了解判断病情和发展趋向,是利用了思维的 （　　）

    A. 概括性　　　　B. 整体性　　　　C. 间接性　　　　D. 直观性

10. 当你在护理患者时,要考虑到躯体疾病和心理状态,做好整体护理,这是利用知觉的哪个特性 （　　）

    A, 选择性　　　　B. 整体性　　　　C. 理解性　　　　D. 恒常性

11. 激情是 （　　）

    A. 快乐时的情绪状态　　　　　　　B. 短时暴发的情绪状态

    C. 积极的情绪状态　　　　　　　　D. 持续长久的情绪状态

12. 人在悲伤时,生理上出现 （　　）

    A. 心跳加快,面色变红　　　　　　B. 消化液分泌加强,食欲提高

    C. 泪腺分泌增加,消化系统活动受到抑制　D. 呼吸加快,血压升高

13. "感时花溅泪,恨别鸟惊心"是一种 （　　）

    A. 情操　　　　　B. 情感　　　　　C. 激情　　　　　D. 心境

14. 下列说法哪一项是错误的 （　　）

    A. 意志过程离不开认识过程　　　　B. 认识过程离不开意志的作用

    C. 意志的产生以认识过程为前提　　D. 认识产生以意志过程为前提

15. 与自觉性相反的品质是 （　　）

    A. 优柔寡断　　　B. 盲从　　　　　C. 任性　　　　　D. 动摇

16. 关于意志品质的培养,下述哪一项是不正确的 （　　）

    A. 树立崇高的理想和志向　　　　　B. 加强自我修养和体格锻炼

    C. 将理想和具体实际工作结合起来　D. 协调人际关系和社会交往

17. 和意志的坚忍性相反的品质是 （　　）

    A. 草率和鲁莽　　　　　　　　　　B. 顽固和动摇

    C. 一意孤行　　　　　　　　　　　D. 主观臆断

（李胜琴）

第三章 人 格

★ 学习目标

1. 掌握人格、气质、性格、能力的概念，四种气质类型的特征，气质与性格的关系。
2. 熟悉人格的特征、影响因素。
3. 了解健康人格的培养和完善。

一个人成功与否与人格的形成有着千丝万缕的联系，人格的成熟是体现个体心理成熟的重要标志，因此，人格在心理学研究中占有非常重要的地位。

第一节 人格概述

一、人格的定义

人格也称个性，personality 起源于古希腊语 Persona，原来主要是指演员在舞台上戴的面具，类似于中国京剧中的脸谱，后来发展成人格的概念，指的是一个人整体的精神面貌，是具有一定倾向性的和比较稳定的心理特征的总和，也是各种心理特性的一个相对稳定的组织结构，它影响着一个人的思想、情感和行为，使人具有区别于他人的、稳定而统一的独特心理品质。心理学上的人格的概念与平时我们所说的"人格高尚"中的人格是有区别的，后者指的是法律上做人的资格，是自然人主体性要素的总称。

二、人格的特征

人格是在遗传和环境等因素交互作用下形成的，有如下特征：

(一)整体性

人格是由能力、气质、性格、情感、意志、需要、动机、态度价值观、行为习惯等多种成分和特质组成的、密切联系、相互渗透、相互制约的有机整体。一个乐观、外向的人在什么场合都很活跃。

(二)独特性

由于构成人格的各种因素在每个人身上的侧重点和组合方式不同，人与人之间的心理和行为是各不相同的，这就是人格的独特性。世界上很难找到两片完全相同的叶子，也很难找到两个完全相同的人，即使是同卵双生子，由于社会生活环境及教育等方面的差异，人格

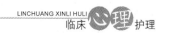

的发展和完善也有差异。

(三)稳定性

人格的稳定性表现在对人的行为影响是持续性的,不受时间和地点的影响,那些在生活中偶尔表现出来的心理特征不能将其定位为一个人的人格特征。如一个人中了500万的彩票大奖而表现出的一时兴奋、失眠、多语、手舞足蹈,并不表明这个人具有活泼、躁动、人格分裂的特质,经过一段时间后,这行为表现还是会恢复为原来的样子的,正所谓"江山易改,禀性难移",这就是人格的稳定性。当然,在人格走向成熟的过程中也会有些变化,但这种变化是很小的。

(四)社会性

人格的社会性是指人格是个体在社会化过程中形成和发展的,是社会人特有的。可以说每个人的人格都打上了他所处的社会的烙印,不同社会的政治、经济、文化对个体有不同的影响,使人格带有明显的社会性。

(五)复杂性

人格是由多种心理现象构成的,其中一些是显而易见的,别人看得清楚,自己也可以觉察到,有些非但别人看不清楚,自己也觉察不到,而且这些内容又在动态中发展变化着。

三、人格形成的影响因素

遗传决定了人格发展的可能性,环境决定了人格发展的现实性,把可能性变为现实性,其中教育起到关键作用,自我调控系统是人格发展的内部决定因素。

(一)生物遗传因素

遗传是先天的因素,是人格形成和发展的基础,决定了人格发展的可能性。早在中国古代就已经有资料显示遗传对人格的作用,如孔子提出的"性相近,习相远"这一思想,还有气质、智力等都表现在生物遗传特征上,但是遗传并不是人格形成的决定因素,研究表明,同卵双生子在不同环境下生长,气质特点很相似,性格却截然不同。所以,遗传只为人格的形成和发展提供了一种可能性,不能决定人格的发展。

(二)环境因素

环境因素包括家庭、学校和社会因素,其中占主导地位的是家庭因素。

1. 家庭因素 家庭是构成社会的基本单位,是个体最早接触的环境,包括家庭情绪气氛、父母教养方式与态度和家庭经济条件等,其中家庭教养方式是最重要的因素。家庭教养方式有三种类型:一是权威专制型,在这种方式下成长的孩子的人格特点是做事被动、依赖性强、懦弱、没主见,一味服从命令,消极、不诚实等;二是放纵溺爱型,这类型孩子的人格特点是自私、思想不成熟,骄纵任性,无理取闹,独立性差;三是民主自主型,这类型孩子的人格特点是活泼、开朗、有礼貌,人际关系处理适当,做事积极主动,独立性强。

2. 学校因素 学校是教育、学习、传授知识最主要的场所,人体出生后有相当长一段时间都是在教育机构度过。单纯的遗传因素仅提示着个体有某一种潜能,后天的学习、经验以及发展条件等是潜能得以发挥显现的必要条件,例如一棵小树苗,树种类型是遗传因素,但如果没有充足的水分、温度、阳光等条件,最终也不能长成一棵参天大树。因此,各级教育机构,特别是学校课堂教学的内容、班集体的气氛、师生之间的关系以及老师的作风和管理风格等,对人格的形成和发展有着深刻的影响。

3. 社会因素 社会文化环境,如电视、电影和文艺读物等对人格形成的影响是十分明显的,社会文化伴随人的一生,文化的差异形成不同的人格,如不同的文化民族、不同的文化地域、不同的文化发展时期相应形成固有的民族性格、不同文化传统和不同的文化认同。

(三)自我意识因素

自我意识就是人格的自我调控系统,是人格发展的内部因素,它是通过三方面来对个体进行调控:一是自我认知,指对个体的觉察和理解。当一个人不能正确评价自己时,就会觉得做什么事情都很没用,就会害怕、胆怯,从而产生自卑感。所以正确地认识自己是形成健康人格的必要条件之一。二是自我体验,指自我意识在情感上的表现,是伴随自我认识而产生的内心体验。当一个人对自己的行为感到可耻时,就会产生后悔、自责感,同时,它还能使自我认识转化为信念,抑制邪恶的念头,从而阻止不当行为的发生。三是自我控制,指自我意识在行为上的表现,是实现自我意识调节作用的最终环节。当一个人意识到这次考试将决定他是否有工作时,就会激发他努力学习的力量,在行为上表现得勤奋学习、积极主动和刻苦钻研。

总之,在人格形成的过程中各种因素都起到相应的作用,它们是相辅相成,紧密相连的。

四、人格与护理工作

从护理的角度看,医护人员要有健康的人格品质,包括扎实的理论基础,熟练的操作技能,坚定的信念,积极的态度,良好的人际交往和社会适应能力,这样才能给予患者温暖、良好的态度,才能全面达到应有的护理效果,使患者在身心上都健康、快乐。

从患者角度看,因为经济、文化程度、家庭环境的不同,人格也各有差异的,再加上他们原本就有身心上的疾病,护士更应该针对不同患者的人格特点采取不同的沟通技巧和护理方式,这样才能更和谐,达到双赢。

第二节 需要和动机

一、需要

(一)概述

1. 需要的概念 需要是人生理性和社会性需求在人脑中的反映。人是自然属性与社会属性的统一体,对其自身与外部生活条件有各种各样的要求,如对空气、食物、水、阳光等自然条件的依赖,对交往、劳动、学习、创造、运动等社会条件的要求。当这些必需的事物反映在人脑中,就成为人的需要。需要是个性倾向性的基础,是个性积极性的源泉,它与人行为的发生有密切关系。人的活动总是受某种需要所驱使,需要一旦被意识到并驱使人去行动时,就以活动动机的形式表现出来。需要激发行动,并使人朝着一定的方向去追求,以求得到自身的满足。同时人的需要又是在活动中不断产生与发展的。当人通过活动满足了原有的需要时,人和周围现实的关系就发生了变化,又会产生新的需要。因此说,需要是人的活

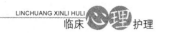

动的基本动力。

2. 需要的分类　从起源划分,需要包括生理需要和社会需要。生理需要是为保存和维持有机体生命和种族延续所必须的需要,如饿了就需要食物,冷了就需要衣服,累了就需要休息,为了传宗接代,就需要恋爱、婚姻。生理需要是生而有之的,人与动物都存在,但人与动物的生理需要是有本质区别的。社会需要是人们为了提高自己的物质和文化生活水平而产生的社会性需要,包括对知识、劳动、艺术创作的需要,对人际交往、尊重、道德、名誉地位、友谊和爱情的需要,对娱乐消遣、享受的需要等。它是人特有的在社会生活实践中产生和发展起来的高级需要。人的社会需要因受社会背景和文化意识形态的影响而有显著的个体差异。

按需要的对象划分,包括物质需要和精神需要。物质需要是指人对物质对象的需求,包括对衣、食、住有关物品的需要,对工具和日常生活用品的需要。物质需要是一种反映人的活动对于物质文明产生的依赖性的心理状态。精神需要是指人对社会精神生活及其产品的需求,包括对知识的需要、对文化艺术的需要、对审美与道德的需要等。

(二)马斯洛的需要层次理论

美国心理学家马斯洛提出了需要层次理论。马斯洛认为,人的需要是有层次的,按照它们的重要程度和发生顺序,呈梯形状态,由低级向高级需要发展。人的需要主要包括:生理需要、安全需要、社交需要、尊重需要和自我实现的需要。需要总是由低到高,逐步上升的,每当低一级的需要获得满足以后,接着高一级的需要就要求满足。由于个人的动机结构的发展情况不同,这五种需要在个体内所形成的优势动机也不相同。当然,这并不是说当需要发展到高层次之后,低层次的需要就消失了;恰恰相反,低层次的需要仍将继续存在,有时甚至还是十分强烈的。

1. 生理需要　生理需要是人最原始、最基本的需要,它包括衣、食、住、行和性等方面的生理要求,是人类赖以生存和繁衍的基本需要,这类需要如果不能满足,人类就不能生存。从这个意义上说,它是推动人类行为活动的最强大的动力。

2. 安全需要　当一个人的生理需要获得满足以后,就希望满足安全需要。例如,人们要求摆脱失业的威胁,解除对年老、生病、职业危害、意外事故等的担心,以及希望摆脱严酷的监督和避免不公正的待遇等等。

3. 社会需要　社会需要主要包括社交的需要、归属的需要以及对友谊、情感和爱的需要。社会需要也叫联系动机,是说一个人在前面两种需要基本满足之后,社会需要便开始成为强烈的动机。人们一般都有社会交往的欲望,希望得到别人的理解和支持,希望同伴之间、同事之间关系融洽,保持友谊与忠诚,希望得到信任和爱情等。另外,人们在归属感的支配下,希望自己隶属于某个集团或群体,希望自己成为其中的一员并得到关心和照顾,从而使自己不至于孤独。“社会需要”是一种比“生理需要”、“安全需要”更细致、更难以捉摸的需要,它与一个人的性格、经历、受教育程度,所隶属的国家和民族以及宗教信仰等都有一定的关系。

4. 尊重需要　尊重的需要,即自尊和受人尊重的需要。例如,人们总是对个人的名誉、地位、人格、成就和利益抱有一定的欲望,并希望得到社会的承认和尊重。马斯洛认为,尊重需要得到满足,能使人对自己充满信心,对社会满腔热情,体会到自己生活在世界上的用处和价值。

5.自我实现的需要　自我实现的需要也叫自我成就需要。它是指一个人为实现自己的理想、抱负,充分的需要发挥自己的潜在能力并达到完善化的需要。

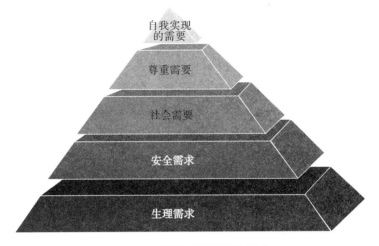

图 3-1　马斯洛的需要层次模式

马斯洛的需要层次理论提出人的需要有一个从低级向高级发展的过程,这在某种程度上是符合人类需要发展的一般规律的;指出了人在每一个时期有一种需要占主导地位,而其他需要处于从属地位,这对管理工作具有启发意义;马斯洛需要层次论的基础是他的人本主义心理学。但马斯洛过分地强调了遗传在人的发展中的作用,忽视了社会生活条件对先天潜能的制约作用。

二、动机

(一)概述

1.动机的概念　动机是引起个体活动,激发和维持并促使活动朝向某一目标进行的内部动力,动机是在需要的基础上产生的,是行为的直接动力。动机在人类行为中起着十分重要的作用,动机是刺激和反应之间重要的内部环节。人类动机是个体活动的动力和方向,它既给人的活动以动力又对人的活动方向进行控制,对活动具有引发、指引和激励的功能。

2.动机的种类　动机对于活动的影响和作用有不同的方面,由此可对动机进行不同的分类。

(1)内在动机和外在动机　根据动机的引发原因,可将动机分为内在动机和外在动机。内在动机是由活动本身产生的快乐和满足所引起的,它不需要外在条件的参与。外在动机是由活动外部因素引起的,个体追逐的奖励来自动机活动的外部。内在动机的强度大,时间持续长;外在动机持续时间短,往往带有一定的强制性。

(2)主导性动机和辅助性动机　根据动机在活动中所起的作用不同,可将动机分为主导性动机与辅助性动机。主导性动机是指在活动中所起作用较为强烈、稳定、处于支配地位的动机。辅助性动机是指在活动中所起作用较弱、较不稳定、处于辅助性地位的动机。

(3)生理性动机和社会性动机　根据动机的起源,可将动机分为生理性动机和社会性动机。生理性动机是与人的生理需要相联系的,具有先天性。社会性动机是与人的社会性需

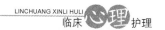

要相联系的,是后天习得的,如交往动机、学习动机、成就动机等。

(4)近景动机和远景动机　根据动机行为与目标远近的关系,可将动机划分为近景动机和远景动机。近景动机是指与近期目标相联系的动机;远景动机是指与长远目标相联系的动机。远景动机和近景动机具有相对性,在一定条件下,两者可以相互转化。

(二)动机冲突

指一个人在某种活动中,同时存在着一个或数个欲求目标,或存在两个或两个以上互相排斥的动机,当处于相互矛盾的状态时,个体难以决定取舍,表现为行动上的犹豫不决,这种相互冲击的心理状态,称为动机冲突,它是造成挫折和心理应激的一个重要原因。

1. 双趋冲突　是个体的两种动机分别指向不同的目标,只能在其中选择一个目标而产生的冲突,"鱼与熊掌不可兼得"就是双趋冲突的真实写照。

2. 双避冲突　当个体的两种动机要求个体分别回避两个不同目标,但只能回避其中一个目标同时接受另一个目标而产生的冲突,"前有悬崖,后有追兵"正是这种处境的表现。

3. 趋避冲突　是当个体对同一个目标同时产生接近和回避两种动机,又必须作出选择而产生的冲突,如肠梗阻患者期待通过手术解除痛苦,又担心手术带来的肠粘连等后遗症。

第三节　能　力

一、能力的含义

能力是指个体顺利完成某项活动所必备的个性心理特征,而且这种能力对活动效率有一定的影响力。

二、能力的类型

(一)按能力的构造分类

1. 一般能力　即认知能力,指人们在各种活动中必须具备的基本能力,也叫智力。如注意力、记忆力、观察力、思维能力等。

2. 特殊能力　即专门能力,指人们从事某项或专门活动所必须具备的能力。如运动员的运动能力、音乐家的乐感能力、画家的绘画能力、作家的写作能力等。一般能力和特殊能力是相互联系的,特殊能力是以一般能力为基础的,是一般能力在活动中的具体化。

(二)按创造程度分类

1. 效仿能力　是指通过熟悉他人所积累的经验、知识和技能,并以相同的方式去掌握的能力。

2. 创造能力　是指具有独特的理解力去发现新问题、新的解决方法,产生新思想、新技术和有社会意义的新产品的能力。如英国的物理、数学和天文学家牛顿。

(三)按活动涉及领域分类

1. 认知能力　是指个体运用内部语言在头脑中进行的智力活动,它是个体顺利完成活动的必备条件,包括记忆、思维、知觉、注意、想象能力等。

2.操作能力 又称动作能力,是指个体通过操控自己的肢体来完成各种复杂活动的能力,如护理患者时要做的一些吸氧、输液、洗胃、心肺复苏等。

3.社交能力 指人与人之间交往而表现出来的能力,如医患沟通能力、与同事的相处能力、组织管理能力等。

这三种能力的关系较为密切,在当今 21 世纪,我们护理人员需要具备认知、操作、社交这三种能力的共同协作才能更好地护理好患者,才能适应现代护理的要求,才能成为出色的多元化天使。

三、能力发展的差异

能力发展的差异指人与人之间在智力、体力及工作能力等方面的差异,是由性别、年龄、文化背景等因素造成的。

(一)能力发展水平差异

主要指智力发展水平的差异,心理学家通过大量研究得出一个结论,能力的个体差异呈正态分布,即两头小,中间大,这说明绝大多人智力处于中间的不同层次上,很少人处于非常优秀与智力缺陷这两端。智力分数 IQ,简称智商,超过 130 的人称为智力超常,智力低于 70 的人称智力低下,普通人智商在 100 左右,称智力中常。

(二)能力类型的差异

在感知觉、记忆、表象、思维、言语等能力方面表现出一定的差异,在每个人的智力结构中,由于先天因素的差异,再加上环境、教育、实践活动以及年龄等诸多因素的影响,从而形成了人与人之间能力的差异。

(三)能力表现的年龄差异

主要指能力形成的早晚差异,比如吕剑 6 岁能诗,王丽 3 岁能计算加减。但也有人的能力表现较晚,称为大器晚成,如齐白石 40 岁才表现出绘画的才能,达尔文、爱迪生小时候并未表现出过人的智慧,后来都成了世界著名的大科学家。当然,无论是才华早露还是大器晚成,他们毕竟是少数人,一般人的智力得以充分表现基本在 20~40 岁。

第四节　气　质

一、气质的含义

气质是指表现在人的心理活动和外部动作的强度、速度、指向性与灵活性等稳定方面的心理动力特征。人的气质是先天形成的,与遗传素质有关。气质没有好坏之分,气质不是指一过性或暂时的,而是指人们在许多场合一贯表现的比较稳定的动力特点。

二、气质的类型

(一)气质类型的体液学说

气质是一个古老的心理学问题,早在公元前 5 世纪,古希腊著名医生希波克拉底就提出

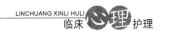

了气质类型的体液学说。他认为人体内有四种体液：血液、黏液、黄胆汁和黑胆汁，四种体液平衡协调，人就健康，四种体液失调，人就会生病。希波克拉特曾根据哪种体液在人体内占优势把气质分为四种基本类型：多血质、胆汁质、黏液质和抑郁质。多血质的人体液混合比例中血液占优势，胆汁质的人体内黄胆汁占优势，黏液质的人体内黏液占优势，抑郁质的人体内黑胆汁占优势。

(二)气质类型高级神经活动类型学说

俄国生理学家巴甫洛夫认为，人的气质是由人的高级神经活动类型决定的。大脑皮层的基本神经过程有强度、均衡性和灵活性三种基本特性。根据这三种特性可以将个体的神经活动分为不同的神经活动类型。神经过程的强度是指神经系统兴奋与抑制的能力，兴奋与抑制能力强，其神经活动就是强型，兴奋与抑制能力弱，其神经活动就是弱型。均衡性是指兴奋与抑制能力的相对强弱。根据神经活动的均衡性，可以将强型又分两类：如果兴奋与抑制的能力基本接近，就是平衡型；兴奋能力明显高于抑制能力，就是不平衡型。灵活性是指兴奋与抑制之间相互转换的速度。

表 3-1　四种气质类型特点

神经活动类型	强度	平衡性	灵活性	气质类型	特点
不可遏制型	强	不平衡		胆汁质	急躁，直率，热情，情绪兴奋性高，容易冲动，心境变化剧烈，具有外向性。
活泼型	强	平衡	灵活	多血质	活泼，好动，反应迅速，喜欢与人交往，注意力容易转移，兴趣容易变换，具有外向性。
安静型	强	平衡	不灵活	黏液质	稳重，安静，反应缓慢，沉默寡言，情绪不易外露，注意稳定但不容易转移，善于忍耐，具有内向性。
弱型	弱			抑郁质	行动迟缓，而且不强烈，孤僻，情绪体验深刻，感受性很高，善于觉察别人不易觉察的细节，具有内向性。

三、关于气质的几点补充

(一)人的气质无好坏之分

人的气质本身无好坏之分，气质类型也无好坏之分。在评定人的气质时不能认为一种气质类型是好的，另一种气质类型是坏的。每一种气质都有积极和消极两个方面，在这种情况下可能具有积极的意义，而在另一种情况下可能具有消极的意义。如胆汁质的人可成为积极、热情的人，也可发展成为任性、粗暴、易发脾气的人；多血质的人情感丰富，工作能力强，易适应新的环境，但注意力不够集中、兴趣容易转移、无恒心等。

(二)气质不能决定一个人活动的社会价值和成就高低

气质不能决定一个人活动的社会价值和成就的高低，但对活动效率有着一定的影响。据研究，俄国的四位著名作家就是四种气质的代表，普希金具有明显的胆汁质特征，赫尔岑具有多血质的特征，克雷洛夫属于黏液质，而果戈理属于抑郁质。类型各不相同，却并不影响他们同样在文学上取得杰出的成就。人的气质对行为、实践活动的进行及其效率有着一定的影响,因此,了解人的气质对于教育工作、组织生产、培训干部职工、选拔人才、社会分工等方面都具有重要的意义。

第五节 性 格

一、性格的含义

性格是指一个人在社会生活中形成的对现实的稳定态度和习惯化了的行为方式中表现出来的人格特征,它表现一个人的品德,受人的价值观、人生观、世界观的影响。这些具有道德评价含义的人格差异,我们称之为性格差异。性格是在后天社会环境中逐渐形成的,是人核心的人格差异。性格有好坏之分,能最直接地反映出一个人的道德风貌。

二、性格的类型

人的性格分为很多类型,不同心理学家有不同的分类。

(一)外倾型和内倾型

根据人的心理活动倾向于外部还是内部,把人们的性格分为外倾型和内倾型。外倾型表现为活泼开朗、人际交往好,做事比较粗心,独立能力强;内倾型表现为安静内敛、不善交际,做事比较细心、谨慎,自我控制力强。

(二)理智型、情绪型和意志型

根据知、情、意三者在性格中何者占优势,把人们的性格划分为理智型、情绪型和意志型。理智型的人,通常以理智来评价、支配和控制自己的行动;情绪型的人,往往不善于思考,其言行举止易受情绪左右;意志型的人,一般表现为行动目标明确,主动积极。

(三)独立型和顺从型

根据个体独立性程度,把人们的性格划分为独立型和顺从型。独立型的人善于独立思考,不易受外来因素的干扰,能够独立地发现问题和解决问题;顺从型的人,易受外来因素的干扰,常不加分析地接受他人意见,应变能力较差。

(四)按心身疾病的易患性

按心身疾病的易患性分为 A 型、B 型和 C 型。A 型性格的人行为急促、有紧迫感、过分抱负、大声说话、易激怒、有旺盛精力、喜欢竞争和过度敌意等,易患冠心病、高血压;C 型性格的人过分忍耐、压抑愤怒、缺乏自信、害怕竞争、逆来顺受,有气往肚子里咽等,易患癌症;B 型性格的人介于两者之间,表现为行为迟缓、休闲自得、抱负较少、说话声低、顺从、随遇而安。

三、气质与性格的关系

性格与气质都是人格心理特征的组成部分,相互之间有区别。从形成过程来看,气质是与生俱来的,具有很大的先天性,形成早,不易改变,而性格是在现实生活中形成的,具有很大的社会性,形成晚,可塑性大。从性质上来看,气质无好坏之分,性格却有优劣之别。从表现形式上看,气质主要表现在心理活动的动力方面(强度、速度、稳定性和指向性),性格表现在对现实的态度和习惯化的行为方式上。两者之间又相互联系:性格的表现方式有气质色彩,如同样都是具有"勤奋"性格特征的人,胆汁质可能表现为热情奔放,雷厉风行,精力充沛,而抑郁质人则可能表现为埋头苦干,任劳任怨。某种气质对某种性格的形成可能有促进或阻碍的影响,如胆汁质、多血质人较容易培养勇敢、果断、主动等性格品质,而黏液质、抑郁质人则比较容易培养忍耐、自制、踏实的性格品质。性格对气质的掩蔽作用,气质虽然具有很大的先天性,但受性格影响,也可以在一定范围内改变,使气质服从生活实践的要求。如一个内向气质的人,担任管理工作后也必须学会与人交往。

相关案例

某重症监护室有两位护士,在平时的工作和生活中,甲护士平时表现:开朗、大方、乐于助人,说话直接,很讲义气;在工作中表现为工作热情、做事风风火火,但很粗心,坚持己见,经常忘了哪里没做,她每天都精力充沛,对每一位患者都很热情。乙护士平时表现:温柔,反应很快,不太爱说话,孤僻,喜欢待在家里;在工作中表现:做事很谨慎,每件事情都要回头再检查一遍,就怕自己哪里没做好,很认真负责,对患者态度冷漠,觉得这些患者很烦,不想搭理。

该两名护士,甲护士的气质类型属于胆汁质,胆汁质主要表现:直爽、易激动,主动性强,精力充沛,敏感性弱,情绪不稳,外倾型。乙护士的气质类型属于抑郁质,抑郁质主要表现:多愁善感、抑郁、性格孤僻、不善交际,敏感性高,兴奋性低,情绪不稳,内倾型。

同步学习

1. 人格是指人的　　　　　　　　　　　　　　　　　　　　　　　　　（　　）

　　A. 心理现象　　　　B. 个性　　　　　　C. 意志　　　　　　D. 心理特性的总和

2. 人格的倾向性和人格的心理特征是　　　　　　　　　　　　　　　　（　　）

　　A. 人格的主要特点　　　　　　　　　B. 构成人格的主要成分

　　C. 人格的动力　　　　　　　　　　　D. 多种心理特点的独特结合

3. 影响人格形成的因素中不包括　　　　　　　　　　　　　　　　　　（　　）

　　A. 生物遗传因素　　B. 环境因素　　　C. 自我意识因素　　D. 爱好

4. 有关动机的说法下列哪项是错误的　　　　　　　　　　　　　　　　（　　）

　　A. 以需要为基础　　　　　　　　　　B. 属于人格特征

　　C. 属于人格倾向性　　　　　　　　　D. 有生理性与社会性之分

5. 在马斯洛的需要层次理论中,最高层次的需要是　　　　　　　　　　（　　）

　　A. 缺失性需要　　　B. 生长需要　　　C. 社会性需要　　D. 自我实现的需要

6. 马斯洛的需要理论按层次从低到高依次为　　　　　　　　　　　　　（　　）

　　A. 生理需要、安全需要、社会需要、学习需要、自我实现的需要

B. 生理需要、安全需要、社会需要、尊重需要、自我实现的需要

C. 自然需要、社会需要、社会需要、尊重需要、自我实现的需要

D. 生理需要、安全需要、社会需要、尊重需要、为他人服务的需要

7. 顺利有效地完成某种活动所必须具备的心理条件叫 （　　）

    A. 智力   B. 能力   C. 意志   D. 情感

8. 按活动所涉及的领域,可把能力分为 （　　）

    A. 一般能力和特殊能力   B. 效仿能力和创造能力

    C. 认知能力、操作能力和社交能力   D. 能力、才能和天才

9. 影响能力形成与发展的因素不包括 （　　）

    A. 环境   B. 遗传   C. 教育   D. 情绪

10. 能力发展的个体差异主要表现在(　　)上。

    A. 素质的高低和智力发展水平

    B. 遗传、后天教育的影响程度

    C. 能力发展水平、类型、发展早晚

    D. 认知、操作、人际交往等不同方面以及天赋高低

11. 能力类型的差异是指(　　)上的差异。

    A. 智力水平(如智力超常、智力一般和弱智)

    B. 在感知能力、想象力以及音乐、美术、体育运动等特殊能力方面

    C. 男女性别(如女性抽象思维能力强、男性形象思维能力强)

    D. 天赋条件(如聪明、一般和迟钝)

12. 在心理学上,天才是指 （　　）

    A. 记忆迅速   B. 杰出的创造才能   C. 反应敏捷   D. 想象丰富

13. 气质是心理活动表现在动力性质方面的心理特征,所谓动力特征是指 （　　）

    A. 心理活动的动力和特质

    B. 心理活动的整体性、稳定性和独特性

    C. 心理活动的性格、情绪的外在表现

    D. 心理活动的强度、速度、指向性和灵活性

14. 多血质的神经过程的基本特征是 （　　）

    A. 强、平衡、灵活   B. 强、不平衡、灵活

    C. 弱、平衡、灵活   D. 弱

15. "江山易改,禀性难移"说的是 （　　）

    A. 一个人的性格特点在一生中是难以改变的

    B. 一个人的气质在一生中是比较稳定的

    C. 环境改变了,人的气质也会随着发生变化

    D. 环境改变了,人的气质也不会发生变化

16. 希波克拉底把人划分为(　　)四种类型,实际上这就是最早的气质分类和气质类型学说。

    A. 胆汁质、多血质、黏液质和抑郁质

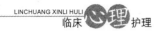
B. 内向型、中间型、外向型和特异型

C. 瘦长型、矮胖型和弱小型

D. 肾上腺型、甲状腺型、性腺型

17. 根据巴甫洛夫的高级神经活动类型学说,护士小红发现某患者的气质类型是强、平衡、灵活,属于 （　　）

A. 兴奋型　　　　　　B. 活泼型　　　　　　C. 弱型　　　　　　D. 灵活型

18. 黏液质的神经过程的特征是 （　　）

A. 强、平衡、不灵活　　　　　　　　B. 强、平衡、灵活

C. 强、不平衡　　　　　　　　　　　D. 弱

19. 一个人对现实的稳定态度和习惯化了的行为方式中所表现出来总的个性心理特征称为 （　　）

A. 人格　　　　　　B. 气质　　　　　　C. 性格　　　　　　D. 个性

20. 关于性格以下哪几项正确 （　　）

A. 主要是先天形成的　　　　　　　　B. 无好坏之分

C. 可塑性小、变化较慢　　　　　　　D. 可塑性大,变化较快

（郑尚善）

第四章　心理健康

学习目标

1. 掌握心理健康的概念、心理健康的判断标准,各年龄阶段心理特点与心理健康维护。
2. 熟悉心理健康的特点、影响心理健康的因素。
3. 了解判断心理健康的原则。

　　由于社会的飞速发展、生活节奏的加快,竞争越来越激烈,人际关系越来越复杂,各种不良心理压力和不良情绪积累爆发,人们常常处于健康失衡状态。因此,维护人的心理健康,充分发挥人的潜能与创造性,已成为当今世界卫生运动的新目标与发展趋势。

第一节　心理健康

一、概述

(一)心理健康的定义

　　关于心理健康,目前还没有统一、公认的定义。综合国内外各种对心理健康含义的相关论述,心理健康(mental health)是指具有正常的认知能力、适宜的情绪体验、健全的人格、正确的自我意识及和谐的人际关系,是个体心理在自身及环境条件许可范围内所能达到的最佳功能状态。

(二)心理健康的特点

1. 相对性　心理健康与人们所处的环境、时代、年龄、文化背景等有关,具有相对性。例如,一个小孩当众大哭大叫,人们觉得不足为怪,如果一个成年人如此,即会被认为是异常之举。

2. 动态性　心理健康水平不是固定不变的,会随着个体的成长、环境的改变、经验的积累及自我的变化而发展变化,具有动态性。

3. 连续性　心理健康与不健康之间并没有一条明确的界限,而是呈一种连续甚至交叉的状态。从健康的心理到严重的心理疾病,是一个两头小、中间大的渐进的连续体。

4. 可逆性　心理健康具有可逆性。一个人出现了心理困扰、心理问题后,如果能及时调整情绪,改变认知和纠正不良行为,则很快会解除烦恼,恢复心理平衡。反之,如果不注意心理保健,则心理健康水平就会下降,甚至产生心理疾病。

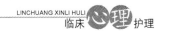

想一想：

有一位男青年在车站站台上焦躁地徘徊。列车进站，车门打开，走下一位女郎。还没等她站稳，接她的男青年就不顾一切地跑上前来，抱着她拼命狂吻，全然不顾站台上旅客熙熙攘攘，他的表现正常吗？他的心理健康吗？如果你知道了他们是两个久别重逢的美国青年，你还这样认为吗？为什么？

(三)判断心理健康的原则

由于心理健康具有相对性、动态性、连续性和可逆性等特点，所以心理健康并没有绝对准确的划分标准。一般来说，判断心理是否健康可依据以下三个原则：

1.统一性原则 心理是对客观现实的主观能动的反映。一个心理健康的人，其心理活动与客观环境、内隐的心理与外显的行为应当是统一的、协调的。倘若失去这种统一性，言行离奇出格，为常人所不能理解，例如一名学生突然在课堂上哈哈大笑且无任何诱因，则应考虑心理不健康。

2.整体性原则 一个人的认知、情感、意识、行为和人格是完整的统一体。心理活动的各种过程应该是协调一致的，这种整体性是个体保持正常社会功能的心理学基础。如果这种整体性受到破坏，知情行不统一，如对应当感到悲伤的事做出欢快的反应，则说明他的心理、行为偏离了正常轨道。

3.稳定性原则 人格是指一个人在社会生活的适应过程中对自己、对他人、对事物在其身心行为上所显示出的独特个性，又称为个性(也叫个性心理)。人格一旦形成就具有相对的稳定性。如果一个安静、沉稳、内向的人突然变得狂躁不安、喋喋不休，就要考虑他是否出现了心理异常。

(四)心理健康的判断标准

1.世界卫生组织(WHO)提出的心理健康标准是"三良好" 即个性良好、人际关系良好和社会适应良好。

(1)个性良好 指性格柔韧，言语举止得体，环境适应良好，意志坚定，情感丰富，豁达乐观，心胸开阔。

(2)人际关系良好 与人相处融洽，交际广泛，结识朋友多，没有孤独感。

(3)社会适应良好 自我意识健康，能以健康的态度为人处世，社会适应性强，与人交往时广受欢迎。

2.美国心理学家马斯洛的十项标准 具体内容包括：①有充分的安全感；②充分了解自己，并对自己的能力做恰当的评估；③生活目标能切合实际；④能与现实环境接触；⑤能保持人格的完整与和谐；⑥具有从经验中学习的能力；⑦能保持良好的人际关系；⑧适度的情绪表达与控制；⑨在不违背集体意志的前提下，能有限度地发挥个性；⑩在不违背社会规范的情况下，对个人基本需求能恰当的满足。

3. 我国学者的心理健康应标准（表4-1）

表 4-1　心理健康标准

标准	简要说明
智力正常	判断智力是否正常的方法：一是与同龄的大多数人智力发展水平相比较，二是看其能否基本适应生活、学习与工作。
情绪稳定	能经常保持愉快、开朗、自信、满足的心情，善于从生活中寻求乐趣，对生活充满希望。具有调节控制自己情绪保持与周围环境动态平衡的能力。
人际关系和谐	有稳定而广泛的人际关系，在交往中保持独立而完整的人格，能客观评价别人，宽以待人，交往中积极态度多于消极态度。
良好的环境适应能力	对自然环境、社会环境及自我内环境有良好的适应能力，包括主动适应和被动适应。
具有健全人格	是指构成人格的诸要素，如气质、能力、性格、理想、信念、人生观等各方面能平衡、健全地发展。
具有较强的意志品质	健康的意志品质表现为目的明确合理，自觉性高；善于分析情况，意志果断；意志坚韧，有毅力，心理承受能力强；自制力好，不放纵任性。
心理行为符合年龄特征	不同年龄阶段表现出不同的心理特点，人的心理行为表现应与生理发展阶段相符。心理健康者应具有与同年龄多数人相符合的心理行为特征。

按"完满状态"的标准，生活中很难找到一个心理"完全"健康的人，而且一个人在生活的某个时期或某个阶段免不了会出现一些不健康的心态或行为，这并不意味着心理不健康。可操作性的标准是：心理健康与否要看"不健康"的心态或行为出现的频率、强度、时间，自我感觉是否痛苦，是否影响个体的发展与社会功能。此外，心理健康的标准是发展的，会随着社会的发展而变化，也因文化的不同而有差异，其标准只反映社会对个体良好地适应生活所应有的心理状态的要求，是一种理念。

> 想一想：
> 　　对照心理健康的标准，你认为自己的心理健康吗？还需要在哪些方面去完善，以使自己达到心理健康？

二、影响心理健康的因素

（一）生物因素

1. 遗传因素　人的心理与遗传因素有着密切的关系，尤其是人的体形、气质、神经结构的活动特点、能力与性格的某些成分都受到遗传因素的明显影响。研究表明，患有精神疾病的人，其亲属中发生同类精神疾病的概率明显高于正常人群，而且血缘越近，发病率越高。

2. 生物理化因素　感染、中毒、脑外伤、代谢障碍与内分泌疾病、营养缺乏、血管与变性疾病以及高温、放射性损伤等均可直接或间接损害大脑的结构与功能，引起心理异常。研究表明，某些心理异常表现常与早年发育过程中受到严重的损害有关，如果孕期受到有害因素

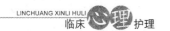

的影响有可能引起胎儿严重发育障碍,后期智力发育迟滞、人格发展异常甚至精神疾病。

3. 机体功能状态因素 指疾病发生时机体所处的生理状态。不良的功能状态,如饥饿、过度疲劳、长途跋涉、分娩难产造成的体力衰竭、睡眠缺乏、精神持续紧张等极易诱发身体感染和心理状态的异常。儿童期大脑发育尚未成熟的功能状态、青春期内分泌系统的明显改变以及老年期各种生理功能的逐渐衰退等,都是心理异常的诱发因素。

4. 躯体疾病或生理功能障碍因素 疾病或身体健康状况的变化,会影响个人的心理健康。如甲状腺功能亢进时,易出现敏感、暴躁、易怒、情绪冲动、自制力减弱等心理异常表现,而甲状腺功能减退则可引起心理活动的迟钝。

(二)心理因素

1. 人格因素 现代研究证明,许多疾病的发生与人的某些心理类型密切相关。如容易急躁、争强好胜、易激惹的 A 型性格者容易罹患心脑血管疾病。而过分自我克制、情绪压抑、性格内向的 C 型性格者更容易罹患癌症。

2. 认知因素 认知能力不足、歪曲或认知障碍均可使个体不能对外界刺激作出正确的评价,不能采取有效地应对方式,导致受挫折机会增加,从而产生心理偏差或心理障碍。严重的认知障碍,甚至会损坏人格的完整性和协调性,出现人格的异常。

3. 情绪和情感因素 健康的情绪和情感可以提高人的活动效率,增强克服困难的信心,有益于心理健康;不良的情绪情感可以通过影响个体的认知、意志和行为来降低其心理健康的水平,如处于情感失调状态下的个体,会出现认知偏激和行为错乱,也会出现社会适应水平和应激反应水平的降低。

 知识链接

心理健康常识

　　由于社会历史等原因,我国心理卫生工作起步较晚,大多数人对健康的认识还停留在身体器官有无病变的层面,而忽略了精神病变的层面。提起心理疾病,许多人仍然将其和精神病一视同仁。另外,人们很少将诸如心理障碍、失眠、长期情绪低落等一般性心理问题与心理健康问题联系起来,这是缺乏心理健康意识的表现。有专家称,在现代社会,心理问题已经像伤风感冒一样常见,感冒了要吃药,发热了要就医,而心理出现问题,接受心理咨询、心理辅导或心理治疗也是很自然的事情。对此,只有及早发现、及早干预才是明智之举。

(三)社会因素

1. 社会环境因素 生活中的恶劣物质条件(如不适当的温湿度、照明、空间和噪声刺激)、社会环境本身的动荡和变迁等,都可以直接或间接地损害身心健康。

2. 生活方式与工作习惯 不良的生活方式与工作习惯对人的身心健康有重要影响。如经常的暴饮暴食、大量的吸烟、过量的饮酒等都会影响和损害身心健康。不良的工作环境、劳动时间过长、工作不能胜任、工作单调以及居住条件差、经济收入低等,都会使人产生焦虑、烦躁、愤怒、失望等紧张情绪,从而影响心理健康。

3. **重大生活事件**　生活中遇到的各种各样的变化尤其是一些突发事件,常常是导致心理失常或精神疾病的原因,例如家人死亡、失恋、离婚、天灾、疾病等。

4. **文化教育因素**　教育因素包括家庭教育和学校教育。对个人心理发展而言,早期教育和家庭环境是影响心理健康的重要因素。有研究显示,单调贫乏的早期成长环境将会对个体的心理健康发展起到很大的阻碍作用,并会抑制其潜能的发展。相反,接受良好照顾,能够涉猎丰富刺激的个体则可能在成年后成为佼佼者。此外,父母亲与儿童的关系、父母的教养方式与态度、家庭的和谐与否等都会对个体以后的心理健康产生重要影响。学校教育中的教育条件、学习条件、生活条件,以及师生关系、同伴关系等,这些关系如果处理不当,也会影响学生的身心健康发展。

三、心理健康维护

心理健康维护,又称心理保健,指通过培养健全的人格、健康的生活方式和行为习惯,从而预防各种精神疾病和心身疾病的发生,使个体对自然环境和社会环境有更好的适应能力。

1. **树立正确的人生观和价值观**　正确的人生观和价值观,不仅有助于帮助个人正确地体察和分析事物,做到冷静、稳妥地处理事情,而且有助于培养乐观、豁达的心胸,对提高心理冲突和挫折的耐受能力很有裨益。

2. **提高自我评价能力**　个体要对自我有正确的评估,积极悦纳自我,建立与个人能力相当的抱负水准。客观评价自我、防止极端主义评价是建立正确自我意识的核心。

3. **调整自我认知方式**　错误的认知方式将会损害人的心理健康。当个体面对众多困难和问题时,及时调整自我认知方式,才能分清轻重缓急,以便于抓住主要矛盾和矛盾的主要方面,逐一解决,而不至于感到无从下手,从而导致极度焦虑。

4. **提升人际交往能力**　人类的心理适应最主要的是对于人际关系的适应。人际交往是人的基本需要,良好的人际关系给人愉快的感觉,交往使人多知,友情使人欢悦。

5. **维持稳定的情绪**　愉快稳定的情绪是身心健康的重要心理条件。过激的情绪反应会使人失去理智,作出过激行为,甚至会带来难以弥补的不良后果。

6. **丰富业余兴趣和爱好**　良好的业余兴趣和爱好,有助于松弛身心,消除疲劳感;有助于陶冶情操,净化心灵;有助于开阔眼界,锻炼能力;有助于拓展知识,提高效率;有助于个性发展和人格完善。

(陈香娟)

第二节　不同年龄阶段的心理健康

同一生长发育年龄段的人群有相似的生理、心理特点,而处于不同生长发育阶段的个体存在着明显的差异。根据个体不同生长发育阶段的心理特点,有针对性地进行心理健康维护,使之达到并保持良好的心理状态。

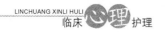

一、儿童期心理特点与心理健康

儿童患者的年龄分布范围比较广,从胎儿、婴儿、幼儿、学龄前儿童发展到学龄儿童,在形体、生理和心理上不断发生变化,是人生中身体和心理发展最迅速、可塑性最大的时期。一般是指从出生到十一二岁。

(一)胎儿期心理特点与心理健康

从受精卵形成到胎儿出生称为胎儿期,约40周。

1. 胎儿期的心理特点 胎儿的发展主要受遗传及生物学因素的影响,但子宫内外的环境及母亲自身的状况,也会对胎儿的发展产生一定的生理及心理影响。其中心理方面的影响是由生理的变化造成的,并将反映在出生后的各个发育阶段。研究显示,孕2个月时胎儿已经有皮肤感觉;孕2个半月左右,胎儿已有压觉、触觉功能;孕4个月时胎儿可听到宫外的声音;孕5个月时脑的记忆功能开始工作;孕6个月时嗅觉开始发育;孕8个月时胎儿大脑已如新生儿,通过脑电波能清楚地分辨出胎儿的睡眠状态和觉醒状态,此时胎儿如遇宫外压迫时,会出现足踢宫壁的反应,此阶段胎儿能感知母亲的情绪并作出反应,能听出音调的强弱与高低,能区别声音的种类且反应灵敏。

2. 胎儿期的心理健康维护

(1)孕妇应保持乐观稳定的情绪 长期情绪压抑或激动的孕妇,其婴儿出生后表现躁动不安,好哭闹,睡眠不好,消化功能紊乱,适应能力差等。因此,孕妇应心情舒畅,情绪稳定,生活有规律,避免生气、过度紧张、长期压抑等不良情绪影响。

(2)加强营养,避免有害刺激 孕母营养是胎儿营养的来源,保证充足、均衡的营养是胎儿正常生长发育的物质基础,应给予高蛋白、高维生素及多种矿物质饮食。孕妇应避免环境中理化因素对胎儿的影响,环境中的物理因素(辐射、超声波和高热)、化学因素(医药、食品防腐剂、水源或空气污染、吸烟及饮酒等)及病原体的感染均可导致流产或胎儿畸形。

(3)科学合理地进行胎教 对胎儿期的教育即为胎教。在胎儿发育成长的各阶段,科学地提供视觉、听觉、触觉等方面的教育,如光照、音乐、对话、拍打、抚摸等,使胎儿大脑神经细胞不断增殖,神经系统和各个器官的功能得到合理的开发和训练,以最大限度地发掘胎儿的智力潜能,达到提高人类素质的目的。常用的胎教方法有音乐胎教法、运动胎教法、语言胎教法等。

(二)婴儿期心理特点与心理健康

自出生到满1周岁之前称为婴儿期。

1. 婴儿期的心理特点 婴儿出生后的前半年,主要是通过各种感官的发展认识事物,从而发展了各种心理活动,随着婴儿月龄的增长,4~6个月的婴儿心理功能有了一定的发展,情绪开始分化,出现欲求、喜悦、厌恶、愤激、烦闷、惊骇六种情绪反应。6个月的婴儿开始能理解成人说话时的态度,并出现表达愉快、不愉快的身体动作,开始对陌生人表现出惊奇与不快。婴儿到了半岁之后,出现明显的社会交往的需要,对情感的需要更加迫切,需要陪伴、玩耍、爱抚和情感交流,并对母亲产生依恋关系。

2. 婴儿期的心理健康维护

(1)满足生理需要 经常给婴儿的眼、耳、鼻、舌、皮肤等器官以适宜的信息刺激,进行感官、动作、言语的训练。如对 2~3 个月的婴儿在空腹时训练俯卧和渐渐俯卧抬头；从 3~4 个月开始就应面带笑容逗引孩子牙牙发声；对 4~5 个月的婴儿在俯卧的基础上训练其四肢运动、帮助翻身，而后继续训练用手抓握物品、用腿迈步、站立、走路等；从 6~7 个月开始用简单词句反复、重复教孩子说话。保证婴儿充足的睡眠时间，养成良好的睡眠习惯，避免睡眠倒错。提倡母乳喂养，即可确保婴儿生长发育的营养摄取，又可增进亲子交流。

（2）满足情感需要　婴儿与成人间的依恋关系是婴儿社会化的桥梁，也是确保婴儿心理健康的关键之一。父母应创造丰富的环境刺激，给予充分的爱，以增加社会性接触。婴儿心理需要的满足主要来源于"皮肤饥饿"的满足，因此，要给予婴儿经常性的肌肤抚摸，尤其哺乳时母亲要采用抚摸、拥抱、亲昵的语言等进行接触性情感交流，与婴儿建立全面且亲密的情感联系。

（3）关注断奶的身心反应　婴儿一般在 10~12 个月断奶，这是第一次"生理性断乳期"。婴儿会因为饮食变化而在生理上难以适应，也会因为与母亲肌肤接触权突然剥夺，心理上难以适应。因此，需给予正确的指导，在婴儿 6 个月后可以逐渐添加辅食，同时逐渐减少母乳喂养的次数和每次的喂养量，逐渐过渡到以其他食物为主。

 知识链接

皮肤饥饿

　　人有一种饥饿，天生存在而又鲜为人知，这种饥饿就是人对抚摸的要求，确切地说，它是一种"皮肤饥饿"。科学研究表明，所有的温血动物一生下来就有被触摸的要求。如果这种需求被剥夺，就会丧失欲望，导致生长迟缓，智力低下，并会产生不正常的行为方式。常在亲人怀抱中的婴幼儿能意识到同亲人紧密相连的安全感，因而啼哭少、睡眠好、体重增加快、抵抗力较强，智力发育也明显提前。相反，让孩子长时间处于"皮肤饥饿"状态，会引起孩子食欲不振、智力发育迟缓以及行为异常等。生活中缺少抚爱、缺乏身体触摸的孩子，往往会自发地咬手指、啃玩具、哭闹不安，甚至把头或身体乱碰撞，这就是"皮肤饥饿"的表现。

（三）幼儿期的心理特点与心理健康

自 1 周岁后到满 3 周岁前称为幼儿期。

1. 幼儿期的心理特点　幼儿期是语言发展的关键时期，语言、运动功能进一步发展，认知能力、情感、意志和个性开始形成，情绪不稳定、易变，容易受外界事物影响。开始出现逻辑思维和判断推理，模仿力极强，活动形式仍以游戏为主。2 岁左右有 20 多种复杂的情绪，3 岁左右表现出一定的个性特征。

2. 幼儿期的心理健康维护

（1）培养良好的生活和行为习惯　幼儿期养成的习惯，如饮食、睡眠、排泄、清洁等良好习惯，对将来的发展和社会适应都具有重要影响。父母要做到以身作则、言行一致，身教重于言教，成为子女的表率。幼儿在不良环境条件下，或在精神及躯体不适时出现的某些不良的习惯性动作或行为，如口吃、遗尿、习惯性抽动、吮吸手指和咬指甲等，均要及时纠正。

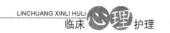

(2)重视个性培养　幼儿期是情感活动发生、发展的重要时期,开始出现比较复杂的内心体验,父母应给予幼儿良好情感活动培养,做到不恐吓、不打骂、多鼓励、少批评。此外,要摆正孩子在家庭中的位置,不溺爱,注重对良好意志行为的培养,还要尽量创造与同龄孩子交往、游戏的机会,为将来的社会交往和社会适应奠定良好的基础。

(四)学龄前期儿童心理特点与心理健康

自 3 周岁后到 6～7 岁入小学前称为学龄前期。

1. 学龄前期儿童的心理特点　学龄前期是儿童心理发展的飞跃时期,初期其心理过程还保持着具有形象性和不随意性的特点,而后各种心理过程的抽象概括性和随意性逐步发展。体格开始逐步发育,智力发育更趋完善;情绪体验丰富,表现形式也越加复杂,但缺乏控制;思维具有形象性,出现了简单的逻辑思维和判断推理;想象丰富且具有创造性;语言能力水平提高,能较好地用语言控制自己的行为;自我意识发展出现一个高峰期,开始与成人对抗,即"第一反抗期"。此期个性初步形成,但尚未定型。

2. 学龄前期儿童的心理健康维护

(1)培养独立动手能力　学龄前期儿童由于自由活动能力大大增强,各方面知识不断增强,因而常常表现出独立的愿望;他们虽然能力不强,也要自己动手去干,变得任性,不太听话。心理学上称为"第一反抗期"。家长应因势利导,培养儿童的独立动手能力。一方面对学龄前期儿童独立的愿望给予肯定,并引导儿童去积极尝试,如鼓励孩子自己穿衣、吃饭、整理玩具、洗脸、刷牙、梳头等,做得好时应及时予以肯定和表扬,使儿童正确的行为得到强化;另一方面,由于学龄前期儿童的动手能力有限,当儿童不能独立达到目的时,家长要给予适当的帮助,并注意防范一些危险的情境和因素,以免儿童受到伤害。

(2)促进良好人格的形成与发展　学龄前期是儿童的人格品质和行为习惯开始形成的时期,而家庭是儿童成长的最初环境,父母是儿童最早的交往模仿对象。家庭的环境与氛围、父母的言谈举止及教育方式对儿童的情绪、态度、行为,乃至成年以后的兴趣、信仰、行为方式、自我价值观念均具有较大的影响。一方面,父母应以身作则,为儿童树立良好榜样;另一方面,要采取正确的教育方式来塑造、培养儿童良好的人格及行为。

(五)学龄期儿童心理特点与心理健康

自准备入小学(6～7 岁)到青春期开始之前称学龄期。学龄期在儿童心理的发展上是一个重要转折时期。

1. 学龄期儿童的心理特点　儿童以学习为主导,由于生活环境的改变,促使处于这个时期的儿童心理发展加速,尤其以智力发展为最快,感知觉的敏锐性提高,逐渐具备感知目的性和有意性;注意发展、注意的稳定性在增长,注意的转移也逐渐灵活;无意识记向有意识记发展;口头语言迅速发展,开始掌握书面语言,词汇量不断增加;形象思维逐步向抽象逻辑思维过渡;对事物富于热情,情绪直接,容易外露,情感波动大,好奇心强,辨别力差。此期个性得到全面发展,性格可塑性大,自我意识进一步发展,社会意识迅速增长,道德观念逐步形成,喜欢模仿,对同伴有明显的依从性。

2. 学龄期儿童的心理健康维护

(1)帮助儿童适应学校生活　学龄儿童入学,儿童的角色发生了巨大变化,要适应这个新的角色,他们必须在生理、心理上做好入学准备。心理上的准备包括学习态度、学习习惯、学习方法、学习能力、社会性能力等方面的准备。对新入学儿童应多给予具体的指导帮助,要重视儿童各项常规训练;注意教学的直观性、趣味性;注意使用肯定和表扬的鼓励方法;要建立温暖快乐的学校生活,以帮助他们尽快适应学校生活。

(2)培养儿童良好的学习习惯 应教会儿童整理学习用品,遵守课堂纪律,按时完成作业。通过指导使儿童热爱学习、勤于学习、善于学习;培养集体意识,树立正确的集体观念;培养持之以恒的学习精神;及时纠正各种不良行为。

(3)培养健康的人格 培养儿童合群的性格,善于和同伴相处,这种性格是健康人格的重要素质。培养积极进取的性格,现代社会要求人人具有强烈的竞争意识和竞争能力,家庭教育应顺从社会发展的必然趋势,使儿童从小形成积极进取的性格,培养坚强的意志,首先应该让儿童学会独立生活;其次,还应该给儿童提出一些力所能及的要求。培养儿童开阔的心胸,家长应鼓励儿童多发现别人的优点,学会取人之长补己之短,还要学会接纳和容忍他人和自己的不足与失误。

二、青春期心理特点与心理健康

从第二性征出现到生殖功能基本发育成熟,身高停止生长的时期称为青春期。青春期一般指女孩自 11~12 至 17~18 岁,男孩自 13~14 至 18~20 岁,这一年龄段,是从儿童过渡到成年的阶段。青春期是人生发育的第二次"生长高峰",身体的快速发育对青少年的心理适应产生了相应的影响。

(一)青春期的心理特点

1. 自我意识迅速发展 自我意识是个体对自我的认知能力。青少年自我意识的发展,主要表现在自我评价的能力上,他们总是在有意无意中思索着"我是什么"及"别人怎样看待我"这些问题,开始从对比别人以及通过别人的评价来认识自己。随着自我意识的发展,他们开始出现反抗父母的言行。

2. 思维能力扩展 此期的青少年思维能力开始深化和扩展,思维表现敏捷、活跃,接受新事物和操作能力较强,因而是学习知识技能,接受新事物,从事脑力活动的"黄金时期"。

3. 情绪情感波动明显 青春期随着脑神经兴奋和抑制的强化以及生活经验、社会实践的增多,脱离童年期幼稚型情感,逐渐从低级性的单纯天真的情感活动向高级社会性情感发展,表现为具有一定群体感、道德感、美感、社会责任感,向往美好理想的成熟型情感。情绪容易兴奋且不稳定,很容易从一个极端走向另一个极端,有时甚至表现为情绪敏感、脆弱。

4. 独立性与依赖性相矛盾 随着身体发育的成熟和认知能力的提高,青少年强烈要求自作主张,竭力摆脱家长的管束,在思想言行的各方面都表现出极大的独立性,表现出心理"断乳"愿望。但是他们阅历还不够丰富,面对陌生或复杂的环境时,往往缺乏信心,难做决断,对父母、成人及长辈仍然有较多的依赖性。

5. 闭锁性与渴求理解相矛盾 青少年不再像以前那样无忧无虑,坦率纯真,他们感到自己是成人,要表现出一种自尊,开始掩饰自己的情绪,对很多问题不再像儿童那样无所顾忌地刨根问底,有了自己的秘密。青少年心理的闭锁性,使他们不愿吐露真情,但在封闭的同时,又如饥似渴地希望得到别人的理解,特别是老师和父母这些生活中最亲近人的理解。使父母觉得这个阶段孩子的心理难以捉摸。

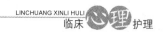

6. 性意识萌发 随着性功能发育完善和第二性征出现,性意识也逐渐萌发,在青春期会出现对性问题害羞不安、疏远异性等情况,随着年龄增长,开始出现异性相吸的朦胧性向往。

(二)青春期的心理健康维护

1. 正确引导自我意识 青春期自我意识发展迅速而强烈,在心理上希望摆脱对父母的依赖,希望以独立的人格出现,在许多方面表现出"逆反"。因此,家长和教师应转变观念,尊重孩子的独立意识,合理满足他们的要求和权利,在行为、情绪、社会、道德观念及其评价上适当给予"自主权",使其在宽松和谐的环境中,保持轻松愉悦的心理状态。学校要及时开展青春期的自我意识教育,使他们能够认识自身的发展变化规律,学会客观地评价自己和别人,发挥自我优势和潜能。

2. 建立良好的人际关系 青少年随着兴趣和生活领域的扩大,渴望参加社会活动,渴望获得同辈伙伴间的广泛交往,同龄人已经成为青少年社会交往中非常重要的社会关系。多数青少年都具有群体观念,他们感到在群体中有种安全感。他们的言行、爱好、衣着打扮都相互影响,信任伙伴胜过信任家长和教师,他们相互倾吐内心的秘密和苦恼,也经常从伙伴那里得到同情、理解和温暖,而这种情感从成人那里却难以得到。因此,家长和教师应该对青少年的交往方式给予关注和理解,并且帮助他们学会建立良好人际关系所需要的技巧和手段。

3. 加强平等交流 对于青少年的好奇心和逆反心理,不能简单地禁止或粗暴地压制,应经常进行双向心理交流,理解他们真实的内心世界,给予耐心的解释、合理的疏导。父母和教师应以平等的态度和他们交朋友,将青少年的心理保健融合于亲密、友爱、温馨的师生和亲子关系中。

4. 及时疏导负面情绪 青少年在紧张的学习生活和复杂的社会交往中,不可避免地会遇到诸多的挫折、失败和刺激强度不等的生活事件,由于他们大脑皮质兴奋与抑制功能发展尚不稳定,情绪大起大落的变化时有发生。应指导其及时、正确排解负性情绪,以减少负面情绪对身心健康的影响。同时也应将负面情绪导致抑郁症、焦虑症、癔症及精神疾病的危险性告知学校和家长。

5. 开展科学的性教育 通过教育使其正确认识性生理、性心理的本质,正确对待其生理、心理发育中出现的变化,正确处理性功能成熟导致的月经初潮、遗精、手淫、异性倾慕、早恋等问题,消除性紧张、性迷惑的不良情绪反应。正面引导其学习兴趣,规范其道德行为,培养其良好的生活习惯。

三、青年期心理特点与心理健康

青年期一般是指18~35岁这一年龄阶段。青年期的发展最具复杂性和不平衡性,也最易产生各种心理矛盾,是心理上的"危险期"。

(一)青年期的心理特点

1. 自我意识增强 进入青年期后,随着对外界认识的提高,生活经验的积累,这一时期对自己的内心世界和个性品质方面不断关注和评价,形成自己的人格特点,不断修正自我意识,一方面能全面认识自己的身心特点和社会价值;另一方面也懂得尊重他人的需要,在自尊的同时尊重他人,对自己和他人的评价更加客观和全面。

2. 智力发育完善　这个时期,个体的感知觉灵敏,记忆力、思维能力不断增强,逻辑抽象思维能力逐步占据主导地位,思维具有独立性、批判性和创造性。

3. 人格的变化　青年期是人格形成与成熟的重要时期,虽然其个性还会受内外环境的影响而发生变化,但人格趋于稳定、成熟,性格初步定型。与青少年期相比,青年人变得更加沉稳、平静、自信、乐观和宽容。

4. 人生观和价值观确立　青年人开始思考人生和世界,提出许多有关"人生目的"、"人生意义"、"生活理想"等的大思考。由于这些问题的解决是一个充满矛盾的过程,所以通常个体都会经历一段苦恼、迷茫、沮丧与不安的时期。在理论与实践的不断磨合中,人生观和价值观渐渐趋于成熟、稳定。

5. 性心理不断成熟　随着性生理的成熟,会出现两性间彼此关注和情感吸引。在婴儿期孩子对母亲产生的依恋到青年期开始减弱,这种依恋转向恋爱对象或人生伴侣。同时,在家庭、学校教育以及社会传播媒介和周围环境的影响下,逐步形成了自己的性观念、恋爱观及婚姻观,性心理发育成熟。

6. 职业的适应　青年期个体开始追求事业上的成功,向往一定的社会地位。个人的兴趣、能力、价值观以及社会需求、家庭教育等因素都会影响青年对职业的选择。青年在个人兴趣、性格和职业中寻找切合点。

(二)青年期的心理健康维护

1. 建立合理的自我认知　正确的自我认知是青年人完成从少年期到青年期这一心理跨度的重要保证。青年人应该了解自己的兴趣、能力、人格特征,包括长处和不足,正确地评价自我。正确的自我认知是心理健康的重要标志之一。错误的自我认知是破坏身体健康的重要心理因素,而合理的自我认知则是维护心理健康的首要前提。

2. 学会情绪的自我调控　青年人容易在现实与自我期望不符时遭受挫折打击,以致消极颓废甚至萎靡不振,强烈的自尊也会转化为自卑和自弃,甚至于不能坚持正确的认识和理智的控制,造成强烈的心理冲突。因此,情绪的自我调控在青年期尤为重要。青年期应该确立适合自己的目标和追求,主动放弃难以达到或无法达到的目标。遇到挫折多看到其光明的一面,以积极态度看待生活中的变化,不为小事耿耿于怀,淡泊名利地位,提高对挫折的承受力。与此同时,青年人应该兴趣广泛,不断完善自我意识,学会情绪的合理宣泄。情绪转移、音乐抚慰、心理咨询,这些都是很好的情绪调控方法。

　知识链接

心理咨询的时机

人天生有一种本能,可以调整自己的负面情绪,处理自己的内心冲突。当感觉不能独立处理自己的情绪、冲突和问题时,可以寻求心理咨询。心理咨询,可以帮助你缩短解决问题的时间,更清楚地看清自己、他人以及和他人的人际关系,面对真实的自己,穿越童年阴影和创伤经历,回到现实的自我,找回自信,变得比以前快乐和幸福。

3. 提高人际交往能力　青年步入社会后,面临的社会关系比学生时代更为复杂。要加

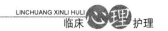

强青年的心理教育,开展心理教育讲座,设立心理咨询室,及时帮助青年克服社交心理障碍。青年人与人交往时,要对人真诚并尊重他人,还应诚实、乐于助人、体谅包容、主动表达善意、学会赞美他人等,以建立良好的人际关系。同时,要积极参与各种活动,广泛接触社会,在交往中了解别人,也让别人了解自己。处理矛盾时,多站在对立场替对方考虑,多从对方角度来观察自己的行为是否合理,相互理解,相互体谅,以豁达大度的胸怀处理各种人际关系的矛盾。

4. 端正婚恋观　青年期进入恋爱、结婚阶段,性心理问题较多,应给予正确的指导,让青年人对性有正确的认识与态度,通过增进男女间的正常交往,树立正确的婚恋观。择偶时应把学识、能力、修养、性格、为人等不易改变的因素放在首位考虑。婚后注意发现对方的优点,相互尊重,互相体谅,共同承担家庭责任,不断学习解决家庭问题、维护幸福婚姻的策略。

5. 培养良好的择业心理　青年期是个体从学校走向社会,开始职业生涯的重要阶段。明确的职业生涯规划,良好的择业心理,是个体实现自身价值的重要因素。选择职业时要考虑自己的人格特点、职业兴趣,明确自己的潜力和优势,不要单纯地考虑经济收入,根据自己的兴趣、能力、社会需求寻找能够做又能够做得好的职业。

四、中年期心理特点与心理健康

中年期是指 35～55 岁或 60 岁这段时期。其中,中年后期,即进入老年期前的一段过渡时期,又称为更年期。中年期无论在生理上还是心理上都发生了一系列的变化。个体面临家庭、社会中的多重任务,担任着多种角色,个体发展又受到诸多因素的共同影响。因此,中年期心理冲突和困扰的发生较重、较频,心理健康问题也更为突出。

(一)中年期的心理特点

1. 心理发展日趋成熟　中年人经过生活的艰苦磨炼,知识不断积累,经验逐渐积淀,心理发展日趋成熟平稳。能独立地进行观察和思维,组织和安排好自己的生活。情绪趋于稳定,有能力延缓对刺激的反应,能根据自己所处的客观情境来调节自己的情绪。在人际交往方面逐渐完善,能把握和适应环境,并按正确的批评意见和社会规范来调整自己的行为。自我意识明确,能根据自己的才能和地位,来决定自己的言行。有坚韧的意志力,一经确定目标,可坚定不移地创造条件为达到目标而奋斗。

2. 心理活动能力不断提高　中年期生理功能逐渐衰退,而心理活动能力却继续发展和成熟,具有较强的独立解决问题的能力,精力充沛,情感丰富,思维敏捷,富有创造力,注意力集中,记忆力较强,能把握和控制情绪,能较好地适应和把握环境等。

3. 心理冲突日趋明显　中年人需要面对因身体功能减退而产生的心理不适,高度社会责任感与身心力不足的无奈,健康与疾病的困扰,因社会地位的演变及家庭角色的转换所产生的不适应,渴望事业有成与家庭拖累、随波逐流的大环境与渴望保持独立个性等诸多矛盾。中年人如果不能正确处理这些矛盾,便会导致种种心理冲突和困扰的发生,产生如焦虑、失望、烦躁、忧郁、压抑等不良情绪,继而严重影响身心健康。

4. 心理疲劳感加剧　是指社会、家庭、工作、生活、人际关系的多重压力所造成的长期的精神负重,使得中年人总处于一种焦虑、烦躁、恐惧、抑郁的压力之中,心理陷入"心力衰竭"的状态。心理疲劳程度严重的人情绪总处于精神过度紧张、压抑感很强,总感到自己活得很累,很苦,经常不自觉地去想生活中的阴暗面,如死亡、事故和疾病等。

5. 更年期心理的特殊表现　更年期是从中年向老年过渡的阶段。处于更年期的中年人有其特定的生理特征从而导致特定的心理反应,如注意力不集中、记忆力下降、精神紧张、焦虑、烦躁、情绪低沉、处处表现出紧迫感,身体稍有不适,便四处求医,对工作或家中的事情特别操心,事无巨细都要一一过问。

 知识链接

中年期的更年期

在发展心理学上所说的更年期是指个体由中年向老年过渡过程中生理变化和心理状态明显改变的时期。更年期的年龄在 50 岁左右,有女性更年期和男性更年期之分,女性更年期的年龄早于男性。更年期是人生进入衰老过程的起点,同时又称为"第二个青春期"。

(二)中年期的心理健康维护

1. 建立完善的保健制度　全社会应给予中年人群高度的重视和关心,建立完善的保健制度,定期监测,加强中年期心理健康教育。对于更年期的人群,更应该学习有关知识,了解更年期生理、心理变化规律,加强心理健康维护的教育指导。

2. 保持豁达乐观的心态　豁达大度、虚怀若谷的胸怀是保持心理平衡的前提,也是战胜困难的重要因素。中年人应注重自身完整的精神结构和心理素质的培养,能够正确面对生活中的变化,正确看待成功与失败,淡泊名利,保持一颗平常心,提高对挫折的耐受能力。

3. 注重心理调适　中年人应对自己的生理和心理特点有所了解,正确认识体力与智力之间的关系,注意劳逸结合,切忌长期超负荷的工作,凡事量力而行,根据个人情况及时调整生活目标和期望值。增加生活情趣,经常参加户外活动,适当倾诉不愉快的情绪,敞开封闭的心扉,将压抑在心头的愤懑、痛苦乃至委屈痛快地倾吐出来,获得别人的理解和支持,消除心理阴影,重新获得心理上的平衡。

4. 保持和谐的人际关系　中年人要注意协调和处理好各种人际关系。夫妻关系和谐是家庭关系中的基本因素,夫妻之间建立互谅、互让、互相信任、互相支持的关系。在遇到压力和困难时,要积极争取朋友、同事、家人的帮助和支持。要尽量互相谅解,减少摩擦和冲突。注意转换自己的思维角度,辩证地观察事物,评价矛盾,解决矛盾,给自己营造良好、轻松的人际氛围。

5. 加强体育锻炼　中年人可以借助适当的体质训练来保持健康的情绪和心理上的平衡,增进心身健康。人到中年,生理功能已经开始逐渐衰减。因此,对于中年人来说,身体锻炼至关重要。中年人不要因为工作繁忙或身体健康而忽视了体育锻炼。中年人更应该明白生命在于运动,从而保证以旺盛的精力和愉快的心境去更好地工作和生活。

五、老年期心理特点与心理健康

一般从 60 岁或 65 岁开始进入老年期。进入老年期的个体,大多属于离退休老人,由于

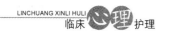

角色的转变或生活环境的改变,使其在躯体和心理上都出现新的变化。

(一)老年期的心理特点

1. 记忆力下降　老年人近期记忆保持效果差,近事易遗忘,但远期记忆保持效果好,对往事的回忆准确而生动。机械记忆能力下降,速记、强记困难,但有意记忆是主导,理解性、逻辑性记忆常不逊色。

2. 智力变化　老年人的晶体智力易保持,而液体智力下降明显。思维灵活性较差,趋向保守,但综合分析能力和判断能力变化较小,不少人凭借丰富的阅历和经验,仍具有深刻的见解。

3. 情绪变化　老年人情绪趋向不稳定,常表现为易兴奋、易激惹、爱唠叨、常与人争论、情绪激动后的恢复需要较长的时间,易产生抑郁、焦虑、孤独感、自闭和对死亡的恐惧等心理。对外界的人和事漠不关心,不易被环境激发热情,常发现事物的消极方面而出现消极言行。

4. 个性变化　老年人生活习惯趋于刻板拘谨,难以接受新鲜事物,个性方面出现显著改变,如保守、古板、顽固、偏执、多疑、幼稚化、强迫等。有些老年人由于以自我为中心,常常影响人际关系。进入老年,两性出现同化趋势,男性爱唠叨,变得女性化;女性更爱唠叨,变得更加女性化。

(二)老年期的心理健康维护

1. 指导调控不良情绪　让老年人明白保持愉快、积极、乐观情绪的重要性,而避免消极的不良情绪。如出现不良情绪时,可以通过诉说、深呼吸、听音乐等,缓解、消除不良情绪。

2. 选择积极的生活态度和方式　现代科学证明,积极的生活方式可以延缓大脑退化,保持生命活力。老年人应学会量力而行的工作、学习与活动,帮助老年人老有所为,老有所用,体现自己对社会、家庭的价值。要活到老、学到老,学习新知识,可刺激大脑活动,既可丰富自己的知识,又能促进个体的心理适应社会发展,在精神上有所寄托,减轻失落感和空虚感。可根据身体情况,参与自己喜爱并适宜的活动。养成良好的生活习惯,合理安排生活,起居有序,活动有节,对老年心理健康十分有益。

3. 帮助老年人正确面对老年期　帮助老年人认识老年机体器官功能老化和由此引起的各种躯体不适是正常现象,不必为此而过多地忧虑、担心。帮助老年人树立自信、自强、自立观念,在心理上摆脱"老年意识",保持"永远年轻"的心态,调动其生理和心理功能的最大潜力,消除其不良心理、社会因素,顺利度过老年期。

4. 培养兴趣爱好　老年人适应退休生活的最好办法,是发展和培养对生活的新兴趣、新爱好。把精力用在自己所喜爱的活动上,有事可做,生活才有意义,精神才有寄托。此外,还要走出家门,参与社会交往,加入集体活动,多与人接触,获得信息来源,有利于维护心理健康。

5. 发挥社会支持系统的作用　社会、单位、邻里、家庭及亲友等,都应尊老、爱老。对老年人给予关心、安慰和支持,为老年人建立广泛的社会支持系统,多方面满足老年人的需要。子女要在生活和思想上多给老人亲情关怀,鼓励和支持丧偶老人再婚。社区、单位应经常主动关心离退休老人,定期举办有益身心的活动,促进老人的人际交往,帮助老人保持与社会的沟通。社会要做好老年保健福利事业,使老年人老有所养、老有所医。

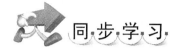 同·步·学·习

1. 个体的心理健康主要从下列哪一项表现出来　　　　　　　　　　　　　　　（　　）
　　A. 敏捷的思维　　　　B. 良好的人际关系　　　　C. 慷慨大方　　　　D. 仔细、沉着
2. 心理健康的培养应从何时抓起　　　　　　　　　　　　　　　　　　　　　（　　）
　　A. 优生优育　　　　B. 围生期　　　　　　　　C. 胎儿期　　　　　D. 新生儿期
3. 人生观和世界观确定的关键期是　　　　　　　　　　　　　　　　　　　　（　　）
　　A. 学龄前期　　　　B. 学龄期　　　　　　　　C. 少年期　　　　　D. 青年期
4. 关于儿童期的家教,正确的是　　　　　　　　　　　　　　　　　　　　　（　　）
　　A. 采取强制－被动式　　　　　　　　　B. 采取民主－协商式
　　C. 采取主动－被动式　　　　　　　　　D. 采取自由式
5. 孩子体验到成功的喜悦时,家长应　　　　　　　　　　　　　　　　　　　（　　）
　　A. 马上警告不要沾沾自喜　　　　　　　B. 马上表扬、肯定
　　C. 不加理睬,让他自己认识到是小题大做　D. 批评他的其他行为
6. 自我意识的形成与培养应主要放在　　　　　　　　　　　　　　　　　　　（　　）
　　A. 婴儿期　　　　　B. 幼儿期　　　　　　　　C. 儿童期　　　　　D. 青春期
7. 青春期的一般心理特点为　　　　　　　　　　　　　　　　　　　　　　　（　　）
　　A. 判断力强　　　　　　　　　　　　　B. 意志坚定
　　C. 自我意识基本形成　　　　　　　　　D. 韧性强
8. 关于成年人的心理健康,以下哪项不妥　　　　　　　　　　　　　　　　　（　　）
　　A. 工作应超负荷,以挖掘个人潜力　　　B. 家庭稳定是情绪乐观、事业有成的基石
　　C. 充足的睡眠仍很重要　　　　　　　　D. 矫正不良行为是这个时期维护身心健康的
　　关键

　　(9～11题共用题干)患者王某,男,55岁,四年前老伴去世,有儿子、女儿各一,女儿在外
地工作,儿子任某公司经理,工作较忙。王某因和儿媳不和自己独居,平时喜好吸烟喝酒,每
天中午、晚上均独斟独饮,4两左右。每天吸烟3～6支。王某性格内向,克制情感,少言寡
语,谨小慎微,很少与人交往,性情抑郁。1月前行胃癌切除术,术中及术后情绪低落、对任
何事情均无兴趣,自述活着没意思,有轻生之念。

9. 患者病前的行为特征为　　　　　　　　　　　　　　　　　　　　　　　（　　）
　　A. A型　　　　　　B. B型　　　　　　　　　C. C型　　　　　　D. 混合型
10. 患者术后的情绪反应属于　　　　　　　　　　　　　　　　　　　　　　（　　）
　　A. 焦虑　　　　　　B. 抑郁　　　　　　　　　C. 恐惧　　　　　　D. 内疚
11. 患者患胃癌的主要原因为　　　　　　　　　　　　　　　　　　　　　　（　　）
　　A. 情绪因素　　　　　　　　　　　　　B. 不良生活习惯
　　C. 易感性人格特征　　　　　　　　　　D. 以上都是

(陈香娟)

第五章　心理应激

> 1. 掌握应激、心理应激、社会支持的概念,心理应激对健康的影响、调控措施。
> 2. 熟悉心理应激的过程,生活事件与健康的关系,应对方式的种类、应对指导,应激的生理、心理、行为反应。
> 3. 了解影响心理应激的因素,应激源的分类,常见的心理防御机制。

在心理社会因素对健康和疾病的影响中,心理应激是很重要的因素,心理应激理论是心身相关研究的重要理论。患病是一项负性生活事件,它会引起机体一系列的生理、心理和行为反应,这些反应会对康复造成负面影响。因此,如何从心理应激理论的思路指导患者很有必要。护理人员掌握心理应激相关理论能提升心理护理的策略和方法。

第一节　概　　述

一、应激的概念

应激一词最初源于物理学,意思是"张力或压力"。原意是指一个系统在外力的作用下,竭尽全力的对抗过程。

加拿大著名生理学家塞里(Selye)于1936年提出应激理论,并将"应激"的概念应用于生物医学领域。他指出"生物的应激是身体对施加于它的任何要求的非特异性反应"。其作用在于调动机体的潜能去应付紧张刺激。塞里的应激学说为应激理论研究开了先河,具有实证性,得到了大量实验验证,对应激理论的研究具有非常重要的意义。此后许多应激研究都是在此基础上的修正、充实和发展。但其缺点是过分强调应激的生物性,而忽略了应激的心理社会成分。

二、心理应激的概念

心理应激是指个体察觉到的内外刺激经过认知评价后引起的心理和生理反应性适应或不适应的过程。应激原可以是生物的、心理的、社会的和文化的生活事件;应激反应可以是生理的、心理的和行为的;应激过程受个体多种内外因素的影响;认知评价在应激过程中起重要作用。

从 20 世纪 80 年代至今,国内的相关研究将心理应激看作由应激源(生活事件)到应激反应的多因素作用过程(图 5-1)。

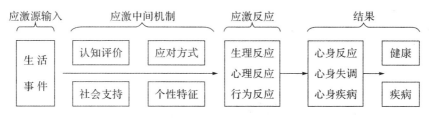

图 5-1　心理应激过程示意图

心理应激理论的各因素之间,有几个基本法则:①应激是多因素的系统;②各因素之间是互动的(即各因素互为因果,且易形成良性或恶性循环);③各因素之间处于动态平衡(系统是否动态平衡决定机体是否能适应环境和保持健康);④认知评价是关键因素(认知因素在系统失衡中有关键的意义);⑤个性特征是核心因素。

(陈香娟)

第二节　心理应激的过程

[临床实例] 有两位女生和一位男生晚上结伴回家,走到一条光线昏暗偏僻的胡同,突然,一个奇形怪状的黑影出现,一名女生拔腿就跑,另一名女生当场晕倒,其中的男生愣怔片刻,立即背起晕倒女生向有亮光的方向跑,看见有人后,马上瘫倒在地。问题:

1.此三位学生遇到了什么类型的应激源?

2.你认为哪个同学的反应正确?

3.如何提高自己应对这种意外的能力?

心理应激过程比较复杂,受许多因素的影响,本节将针对心理应激过程(图 5-1)的输入、中介、反应和结果四个阶段进行叙述。

一、应激源输入

(一)应激源的概念

一般认为,能够引起个体产生应激的各种因素均为应激源(stressor)。根据这一定义,应激源不仅包括客观的刺激,同时也包括了人的主观方面。因为,对人的挑战不仅来自于各种事件或周围的人,同时也来自于自己的思维与挣扎,它通常需要个体花费过多的能量来应对。

(二)应激源的分类

1.根据应激源的来源　可将应激源分为内部应激源和外部应激源。

(1)内部应激源　指产生于有机体内部的各种需求或刺激,包括生理方面和心理方面。生理方面的有头痛、发热、肢体伤害等;心理方面的有期望过高、追求完美、悔恨等。

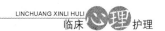

（2）外部应激源　指产生于有机体外部的各种需求或刺激,包括自然环境和社会环境两个方面。自然环境方而的有空气污染、噪声、天气炎热等;社会环境方面的有人际关系不良、工作不顺心、夫妻感情不和等。

2.按照应激源的性质　可将应激源分为躯体性应激源、心理性应激源、社会性应激源和文化性应激源。

（1）躯体性应激源　指由于直接作用于躯体而产生应激的刺激物,包括各种物理的、化学的和生物学的刺激,如冷、热、噪声、机械损伤、细菌、病毒、放射物质等均属于躯体性应激源。

（2）心理性应激源　主要指导致个体产生焦虑、恐惧或抑郁等情绪反应的各种心理冲突和心理挫折。包括动机冲突、个体强烈需求或不切实际的预期、凶事预测、学习和工作中的压力、紧张的人际关系、让人压抑的气氛和认知障碍等。

 知识链接

挫折心理的自我调适方法

1.降低目标的难度,重新审视目标和调整行为。

2.对压力主动进攻或缓解,即运用有效方法对压力进行管理。

3.主动寻求社会支持,调节沮丧等不良心态。

（3）社会性应激源　指各种自然灾害、社会动荡、战争、制度变革及社会日常生活中发生的种种变故。社会性应激源主要由生活事件构成。生活事件按其内容大致可分为 3 大类:①与环境相关的生活事件:自然灾害、战争和动乱、社会政治制度变革、人际关系紧张、人口拥挤、环境污染及文化污染等;②与工作有关的生活事件:工作压力大、待遇差、发展机会少、同事关系或上下级关系不好等;③与生活有关的生活事件:恋爱、离婚、配偶患病或死亡、子女问题、住房拥挤、经济拮据、生活无保障、有长期需要照顾的病残亲人及家庭成员关系紧张等。

1966 年,美国华盛顿大学医院精神病学家霍尔姆斯（Holmes）等对 5000 多人进行了社会调查,把人类社会生活中遭受到的生活危机归纳并划分等级,编制了社会再适应评定量表（表 5-1）。量表中的 43 种生活变化事件都有量化分数,研究发现:生活变化单位（life change unit,LCU）与 10 年内的重大健康变化有关。霍尔姆斯等指出,若一年 LCU 不超过 150,来年可能是平安的;LCU 为 150～300,则来年有 50％患病的可能性;LCU 超过 300,来年患病的可能性达 86％。进一步的回顾性和前瞻性调查表明:心脏病猝死、心肌梗死、结核病、白血病、糖尿病、多发性硬化等与 LCU 升高有明显关系。一般来说,伴有心理上丧失感的心理刺激,对于健康的危害最大,这类丧失感包括:亲人死亡、抽象的丧失感（工作失败）,其中,亲人（如配偶）死亡的影响最大。

表 5-1 社会再适应评定量表

生活事件	LCU	生活事件	LCU
1.配偶死亡	100	23.子女离家	29
2.离婚	73	24.姻亲纠纷	29
3.夫妇分居	65	25.个人取得显著成就	28
4.坐牢	63	26.配偶参加或停止工作	26
5.亲密家庭成员死亡	63	27.入学或毕业	26
6.个人受伤或患病	53	28.生活条件变化	25
7.结婚	50	29.个人习惯的改变(如衣着、习俗等)	24
8.被解雇	47	30.与上级矛盾	23
9.复婚	45	31.工作时间和条件改变	20
10.退休	45	32.迁居	20
11.家庭成员健康变化	44	33.转学	20
12.妊娠	40	34.消遣娱乐改变	19
13.性生活问题	39	35.宗教活动改变	19
14.增加新的家庭成员	39	36.社会活动变化	18
15.业务上的再调整	39	37.小量借贷	17
16.经济状态的变化	38	38.睡眠习惯改变	16
17.好友死亡	37	39.家庭成员数量改变	15
18.工作性质改变	36	40.饮食习惯改变	15
19.夫妻不和睦	35	41.休假	13
20.中量借贷	31	42.过圣诞节	12
21.取消赎回抵押品	30	43.轻微违法行为	11
22.所担负工作责任方面的变化	29		

(4)文化性应激源 文化性应激源是指一个人从熟悉的生活方式、语言环境和风俗习惯迁移到陌生环境中所面临的各种文化冲突和挑战。当个体从一个环境迁移到另一个环境，从一种状态转入到另一种状态时，他将面临大量文化性应激源的挑战。例如：①从边远农村迁入大都市或从城市迁入乡村遇到的生活方式等方面的变迁；②迁入他国带来的语言障碍、生活方式的变化；③地位与名誉的巨大变动；④不同价值观与宗教信仰的冲突等。

3.根据应激源的可控制性 可把应激源分为可控性应激源和不可控性应激源。

(1)可控性应激源 指个体可以对其进行控制如预防、减弱消除等的应激源。这类应激源在日常生活中有很多。例如由于粗心造成的工作失误、朋友太少、人际关系紧张等。

(2)不可控性应激源 指个体不能对其进行控制，如不能预防、减弱、消除等的应激源。这类应激源难以预防，而且一旦出现，作为一个普通人无法消除甚至减少它的影响。例如天灾人祸、死亡、交通拥挤、社会分配不公等。

此外,根据应激源的强度范围还可以将其分为灾难性事件、个人应激源和背景性应激源等。由于应激源有很多,许多应激源还存在交叉,因此对其进行严格的分类较为困难。

二、应激的中介机制

是应激情景转变为应激反应的中间过程。当个体受到应激源刺激将要发生应激反应之前,由中介机制在应激源及其反应之间起调节作用。包括认知评价、应对方式、社会支持、个性特征。

(一)认知评价

1. 认知评价的概念 是指个体从自身的角度对遇到的应激源或预感到应激源的性质、程度和可能导致的危害情况作出估计和判断。

2. 认知评价的过程 认知评价也是一个过程。弗克曼和拉扎勒斯(1984)将个体对生活事件的认知评价分为初级评价和次级评价两个阶段。个体在某一事件发生时立即通过认知活动判断其是否与自己有利害关系,这是初级评价。一旦得到有关系的判断,个体立即会对事件是否可以改变即对个人的能力作出估计,这就是次级评价。

3. 认知评价在应激过程中的作用 人的一生会遇到无数的应激源,只有那些与人发生利害关系的应激源,才能引起应激反应。如果个体认为只要稍加努力,问题就可以得到解决,那么心理应激反应就较弱,对心身影响较小;反之,如果个体认为要付出很多努力才能解决或还不能解决,那么心理应激反应就强烈,对心身影响就严重。重症之所以会导致患者强烈的、消极的心身反应,就是因为个体通过次级评价,认为疾病治愈的可能性极小且会在痛苦中死亡;而一般感冒不易造成患者强烈的消极心身反应,其原因也是因为个体通过次级评价认为感冒不会有多大的问题。有些应激源对于人而言属于中性或无关紧要的,之所以能引起某些人的应激反应,是由于人们对其作出错误的认知评价和不准确的判断。多项研究证明,对事件的认知评价在应激源与应激反应之间起着决定性作用。认知评价在应激过程中的作用如图 5-2。

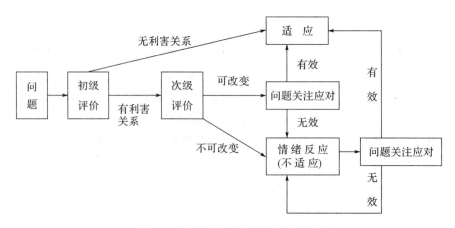

图 5-2 认知评价对心理应激的作用

(二)应对方式

应对方式是指个体为消除或减轻应激源对自身造成的压力和影响所采取的各种策略或措施,也称作应对策略。

1. 应对方式的种类　主要包括三种:

(1)行为应对　包括改变自身条件、行为方式和生活习惯以顺应环境的需求。如远离应激源,进行必要的放松运动,通过活动转移个体对应激源的注意力,消除或减弱应激源等。

(2)认知应对　即对自己或自己的应对效果重新作出解释,换一个角度去重新认识应激源,以缓解应激所引起的紧张和不适。如"塞翁失马焉知非福"。

(3)求助应对　即个体可采取寻求社会支持和他人帮助以减轻应激反应所造成的自身压力。有困难时要善于沟通和求助,这样可以借助他人的力量提升自己解决问题的能力。

2. 应对指导　个体受到强而持久的应激,会对身心健康产生危害,而通过对应激的各个环节进行处理,可降低应激强度,减轻危害,这就是所谓的应对指导。应对指导的方法有很多,主要的指导应包括:

(1)问题应对策略　当面对应激源时,指导个体通过"问题解决"的应对方法,从根本上消除应激源,应激源消除了,由它引起的应激反应自然也就消失。问题解决的步骤是,先对环境要求进行分析,找出问题的关键,然后想出尽可能多的解决办法,最后选出值得一试的办法去尝试解决问题。

(2)指导个体改变不良认知　通常情况下,人的消极情绪往往来自于对事物的错误评价或是只注重事物的消极方面,从而增加解决问题的困难。通过对事件的重新认识,或者换个角度看问题,多注意事件的积极方面,可改变最初的不良认知,可以帮助个体减弱消极情绪甚至转变为积极情绪。

(3)协助个体寻求社会支持　个体如果拥有一个强大的社会支持系统(来自朋友、家庭和同事等),就可以承受强烈的刺激;即便是产生了应激反应,强大的社会支持系统仍然可以帮助个体降低应激反应带来的消极影响。例如在临床工作中加强患者家属、朋友、同事、领导以及医务人员对患者的支持程度,可以减轻患者焦虑、抑郁等不良情绪,使其树立战胜疾病的信心,促进其康复。

(4)采取有效的行为策略　①分散注意力:即采用"转移"的应对方式,指导个体通过适当的活动,如锻炼、听音乐、旅游等,转移个人对应激源的注意,缓解应激反应;②情绪宣泄:应激过程产生的不良情绪"宜疏不宜堵",因此宣泄是处理情绪问题的一种有效方法,如哭泣、吼叫、倾诉、写日记、攻击等;③采用药物或松弛训练:短期应用镇静药有助于缓解应激引起的不良反应,但长期应用则易形成依赖性,因而长期控制应激反应最好的方法便是用放松技术来代替镇静剂。放松训练的反法有很多,如自我暗示、自我催眠、静默术、瑜伽、渐进性放松术等。

3. 影响应对方式的心理社会因素　主要包括:生活事件或情景,社会的支持程度,不同的人格特征、年龄和性别。

(三)社会支持

人是一个生物的人,同时更是一个社会的人,其生活中发生的任何一件事都与一个人的社会关系有关。当一个人遭遇应激时,其社会支持就可能对其产生广泛的影响,是应激的一

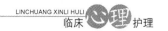

个十分重要的中介机制。

1. 社会支持的概念　社会支持(social support)是指个体通过社会联系所能获得的他人在精神上和物质上的支持和帮助,其对象包括亲属、朋友、同事、伙伴以及家庭、单位、党团、工会等社团组织。在众多的社会联系中,最重要的社会支持来自配偶及其家庭成员,其次来自朋友和同事。

2. 社会支持与健康　社会支持作为个体社会生活中一种重要的环境资源,影响着人们的身心健康和行为模式,社会支持与不良情绪的产生、发展、控制和预防有着密切关系。良好的社会支持一方面对应激状态下的个体提供保护;另一方面对维持个体一般的良好情绪体验也具有普遍的增益作用。许多研究证明,社会支持与身心健康成正相关,也就是说拥有较多社会支持的个体具有较高的身心健康水平;拥有较多社会支持的个体遭受生活事件袭击时心身反应较弱。

 知识链接

男女应激反应有差别

　　科学家经过研究发现,应激对男性与女性有很大差别。女性作出应激反应时血压不会像男性升得那样高,但使她们作出反应的外界应激源的范围则比男性广,因为男人一时只注意一事,而女性则把许多零碎事儿汇集起来,关心日常生活的方方面面。

(四)个性特征

个性也是影响应激过程、心理反应和最终结果的一个非常重要的因素。个性特征与生活事件、认知评价、应对方式、社会支持和应激反应等因素之间均存在相关性。

1. 个性特征影响生活事件的形成　个性可以影响个体对生活事件的感知,有时甚至可以决定生活事件的形成。研究证明,个性特征与生活事件量表之间,特别是主观事件的频度以及负性事件的判断方面存在相关性。

2. 个性特征影响认知评价　个性影响认知评价、态度、价值观和行为准则等。无论是个性心理倾向还是个性心理特征都可以不同程度地影响个体在应激过程中的初级评价和次级评价。这些因素决定个体对各种内外刺激的认知倾向,从而影响个体对现状的评估。

3. 个性特征影响应对方式　个性特征在一定程度上决定着应对风格。不同人格类型的个体在面临应激时可以表现出不同的应对策略。

4. 个性影响个体的社会支持　个性特征影响个体获得社会支持的多少,一位个性孤僻、不善交往、万事不求人的个体很难得到充分的社会支持。

5. 个性与应激反应的形成和程度有关　同样的生活事件,在不同个性的人身上可以出现完全不同的心身反应结果。研究表明:性格开朗豁达,心态平和,能力强的人对负性事件的反应不大。

三、应激反应

是指个体经认知评价而觉察到应激源的威胁后,通过心理中介机制和生理中介机制的作用而产生的心理与生理的变化,包括生理反应、心理反应和行为反应。

(一)应激的生理反应

1. 应激的生理中介机制　应激的生理中介机制有以下几种。

(1)心理—神经中介机制　该机制主要通过交感神经—肾上腺髓质轴调节。当机体处在急性应激状态时,应激刺激经过认知评价后传递到下丘脑,使交感神经肾上腺髓质轴被激活,释放大量儿茶酚胺,引起肾上腺素和去甲肾上腺素大量分泌,使中枢神经兴奋性增高,从而导致心理、躯体和内脏等功能改变。

(2)心理—神经—内分泌中介机制　该中介机制通过下丘脑垂体肾上腺轴、下丘脑垂体甲状腺轴、下丘脑—垂体—性腺轴这三条途径进行调节。当应激源作用于人体感官时,引起神经冲动,传递到下丘脑,引起促肾上腺皮质激素释放因子(CRH)分泌,CRH作用于腺垂体,促使腺垂体合成分泌促肾上腺皮质激素(ACTH),ACTH再刺激肾上腺皮质激素的合成与释放,引发一系列的生理反应。

(3)心理—神经—免疫中介机制　实验证明,轻度的应激不影响或略增强免疫功能,中等度应激可增强免疫功能,高强度应激则抑制细胞免疫功能,强烈持久的应激过程,影响下丘脑的正常功能发挥,引起皮质激素分泌过多,导致胸腺和淋巴组织退化或萎缩,抗体反应抑制,巨噬细胞活动能力下降,最终导致机体的免疫功能下降。

2. 生理反应　塞里把应激的生理反应过程称为一般适应综合征(general adapation syndrome,GAS)。他将GAS分为警戒期、阻抗期和衰竭期三个阶段。

(1)警戒期　当机体觉察到应激源威胁时,通过生理中介机制的三条途径,产生大量的儿茶酚胺、肾上腺皮质激素等物质,这些物质使机体产生一系列生理和心理反应。此时机体的防御系统被唤醒,以应对压力。

(2)阻抗期　如果应激源持续存在,机体通过提高体内的功能水平以增强对应激原的抵抗程度。

(3)衰竭期　应激源持续存在,阻抗阶段延长。由于在抵抗阶段机体已经耗费了大量的能量,继续损耗,机体会丧失抵抗能力而转入衰竭阶段。

> **想一想:**
>
> 在日常生活中,你遇到的印象最深刻的应激事件是什么?当时你的心理、生理和行为有何表现?你是如何应对的?

(二)应激的心理反应

应激的心理反应分为认知反应和情绪反应。

1. 认知反应　应激引起的认知反应可以分为积极的和消极的两种。适当的应激水平可以引起积极的认知反应,但如果应激水平较高或长时间处于高应激状态下,就会引起消极的认知反应(表5-2)。

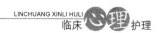
表 5-2　认知反应的种类、表现和作用

认知反应的种类	表现	作用
积极反应	意识清醒、适度的情绪紧张、注意力集中、思维清晰、反应敏捷、行动果断等	能使个体在应激状态下维持心理平衡,挖掘人的潜能,调动人的主观能动性,准确地评定应激源的性质,作出符合理智的判断和决定
消极反应	过度焦虑、紧张、意识不清醒、认识水平降低、情绪波动比较大、思维混乱等	这种反应状态是有害的,它妨碍了个体正确评价现实情境,在一定程度上失去了判断和决策能力

2. 情绪反应　在应激过程中,如果机体的应对能力不能适应环境的变化,不能有效地控制应激,就会产生心理挫折,而引起一系列情绪反应。一般来讲,急性应激反应的不良情绪主要有焦虑、恐惧、绝望等;而慢性应激反应的不良情绪包括的范围比较广泛,如焦虑、恐惧、愤怒、敌意、失望、悲哀、痛苦、自卑等。

(1)焦虑　焦虑是应激反应中最常出现的情绪反应,是个体对将要发生的危险或不良后果所表现出的紧张、恐惧和担心等情绪状态。在心理应激条件下,适度的焦虑可提高人的警觉水平,伴随焦虑产生的交感神经系统的被激活可提高人对环境的适应和应对能力,是一种保护性反应,但如果焦虑过度或不适当,就是有害的心理反应。

(2)恐惧　恐惧是一种企图摆脱已经明确有特定危险的可能对生命造成威胁或伤害情景时的情绪状态。恐惧伴有交感神经兴奋,肾上腺髓质分泌增加,但没有信心和能力战胜危险,只有回避或逃跑,过度或持久的恐惧会对人产生严重不利影响。

(3)愤怒　愤怒是与挫折和威胁有关的情绪状态,由于目标受到阻碍,自尊心受到打击,为排除阻碍或恢复自尊,常可激起愤怒。愤怒时交感神经兴奋,肾上腺分泌增加,因而心率加快、心排出量增加、血液重新分配、支气管扩张、肝糖原分解,并多伴有攻击性行为。

(4)抑郁　抑郁表现为悲哀、寂寞、孤独、丧失感和厌世感等消极情绪状态,伴有失眠、食欲减退、性欲降低等。抑郁常由亲人丧亡、失恋、失学、失业以及遭受重大挫折或长期病痛等原因引起。

(5)敌意　敌意是憎恨和不友好的情绪。有时与攻击性欲望有关,多表现为辱骂与讽刺。怀有敌意的个体可能提出不合理或过分的要求。

(6)无助　又称失助,是一种类似于临床抑郁症的情绪状态,表现为消极被动、软弱、无所适从和无能为力。它发生于一个人经重复应对,仍不能摆脱应激源影响的情况下。

 知识链接

应激会致"愁白头"或"笑死人"

伍子胥过韶关一夜愁白了头的故事,广为人知。但笑也能笑死人,电视连续剧《三国演义》最后一集表现的是,作为胜利者的司马昭,一笑走到了人生尽头。为什么会"愁白头"、"笑死人"呢?用现代医学的一个概念来理解,即"应激"所致。

(三)应激的行为反应

伴随应激的心理反应,个体在行为上也可发生某些变化,这也是个体顺应环境的需要。

心理应激状态下的行为反应主要表现在以下几个方面。

1. 回避与逃避　回避是指知道应激源将会出现,采取行动避免与应激源的接触。逃避是指接触到应激源以后,采取行动远离应激源。这两种方式都是为了避免发生强烈的应激反应所造成的心理和身体的伤害。

2. 敌对与攻击　敌对指个体表现出来的不友好、憎恨等情绪。攻击是指在应激刺激下个体以攻击方式做出反应。攻击对象可以是人或物,可针对别人,也可针对自己。通过攻击行为释放能量,达到减轻压力的作用。如谩骂、打架、自伤自残、毁损财物等。

3. 退化和依赖　退化指个体无法承受应激源所带来的压力和冲击时,表现出与自己年龄不相称的幼稚行为,其目的是获得别人的同情和支持,减轻心理压力。例如,受了委屈像孩子一样哭泣。依赖是指事事依靠别人帮助,主观上不想努力。包括对人的依赖和对物的依赖。对人的依赖指需要别人帮助才能完成本该个人完成的活动。例如,当个体患病时,出现角色强化,基本生活难以自理,需要家人、朋友、同事的安慰、照顾和帮助。对物的依赖主要指借烟、酒、药物度日,麻痹自己,暂时摆脱烦恼和困境。

4. 自我放弃　自我放弃是个体面对应激多次努力应对无效时,所表现出的不再力争的行为状态。

5. 躁动　指在应激源的刺激下,大部分人表现为活动增多、坐立不安、心情烦躁,严重者可出现躁狂。

6. 物质滥用　某些人在心理冲突或应激情况下会以习惯性的饮酒、吸烟或服用某些药物的行为方式来转换自己对应激的行为反应方式。

四、结果

适度的应激有利于人的心身健康,并可提高人对压力的适应能力和耐受能力。而长期的、超强度的应激使人难以适应,破坏机体的内外平衡,损害人的心身健康,引发各种疾病。

(陈香娟)

第三节　心理应激与健康

一、影响心理应激的因素

心理应激的形成和反应是一个系统过程,是在危险因素作用于易感因素及保护性和资源性因素作用不力的情况下发生的。应激反应能否发生,强度如何,受以下多种因素的影响。

(一)应激源

应激源是应激反应发生的必要条件,但有了应激源不一定必然发生应激反应。这和应激源的性质、强度、作用的时间以及发生的方式密切相关。

1. 应激源的性质　负性的、不可预测的应激源比良性的、可预测的应激源反应要强。例如,家庭成员丧亡要比增加新的家庭成员反应要激烈。

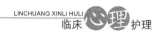

2. 应激源的强度 刺激小的应激源,一般不引起或引起强度较小的应激反应,而刺激大的应激源就有可能造成较强的应激反应。例如,肝癌的患者显然要比肝炎的患者心理反应强烈。

3. 应激源作用的时间 应激源持续的时间越长给人造成的伤害越大。如夫妻不和,事件本身的强度不大,但持续时间长,日积月累也可造成严重的应激状态。

4. 应激源的发生方式 应激源的发生方式不同产生的反应也不尽不同,突发、不可控制的应激源,比反复出现、有预感的应激源产生的反应要强。例如,亲人的突然死亡比慢性死亡产生的反应要强。

(二)认知评价

认知评价与人的文化程度、价值观念、行为准则、抱负水平有一定关系,相同的应激源可因个体对事物的认知、评价、体验、期望值等不同而出现很大差异。例如,同样是高考落榜,有的学生把它看成是重大挫折而伤心、失落、抑郁甚至轻生,而有的则把它看作一次重新选择的机会,调整心态,重新起步。

(三)应对能力

面对应激情境,能正确有效地运用心理防卫机制,恰当地估计自己的能力,采取相应的应对策略,则会很快适应应激环境,不会对心身造成很大影响。如果过高估计自己的能力,对失败没有任何心理准备,很容易受挫,导致严重的心理障碍;过低地评价自己的应对能力,遇事紧张,没有自信,消极应对,则不利于能力的正常发挥,更会增强应激反应,引起心理、生理功能的紊乱。

(四)个性特征

个性特征影响个体的适应能力,也决定人们对应激源的反应方式。性格外向、乐观开朗者常追求刺激与挑战,好胜心强,在困难的处境中能激发斗志,对挫折的耐受力较好。相反,内向懦弱者,平时害怕各种刺激,在困难面前显得无能为力,对新的环境难以适应。有专家指出:A 型行为性格为应激易感人格;B 型行为性格为抗应激性人格。

(五)社会支持

当个体遇到不幸或处于危难时,家庭、亲朋、同事、组织、社会的支持与关心可帮助其解脱困境战胜应激;缺少或不能很好利用社会支持的个体,遇到同样的应激事件,反应的强度就比较大。拥有良好支持性社会关系的人,能较好地处理应激,避免孤独和寂寞,降低总体应激水平。

(六)生活经历

一个饱受磨难的人,面对微不足道的精神刺激不会引起任何反应。对以往经历过的应激又重现时,可以具有良好的耐受力和应对能力。但如果以往经历过,并有适应不良或应对失败的应激出现时,可能有过敏现象,导致无法耐受。

(七)生理特征

当机体处于疲劳、消耗、饥饿、感染等状态时,人们对精神刺激非常敏感,易导致应激发生。此外,性别对应激反应也有影响,女性倾向于对外倾诉,寻求心理援助等方式,争取尽快调适;男性则倾向于"男儿有泪不轻弹",自己的事自己扛,不善向外宣泄,拒绝社会资源可能提供的心理援助。因此,在挫折面前女性比男性更具耐受力。

二、心理应激对健康的影响

任何事物都具有双重意义,心理应激也一样,既有积极的一面,也有消极的一面。

(一)心理应激对健康的积极影响

适度的心理应激对人的健康和功能活动有促进作用,个体的成长过程,就是不断地适应压力和变压力为动力的过程。

1. 心理应激是个体成长和发展的必要条件 先天遗传和后天环境是影响个体成长发育的两个主要方面。研究表明,适度的心理应激可促进幼儿的心理发育。青少年时期经历心理应激的考验,可提高日后在生活中的应对与适应能力,更加有效地对抗和耐受各种紧张性刺激物致病因素的侵袭。小时候受过"过分保护"的孩子,进入社会后,往往会发生适应问题,常因一些小事而离家出走,甚至因长期、剧烈的心理应激而中断学业或患病。动物实验表明,出生后一直生长在无菌环境中的老鼠,一旦离开无菌环境极易被感染而死亡。

2. 适度的心理应激是维持人正常功能活动的必要条件 人离不开刺激,适当的刺激和心理应激有利于维持人的生理、心理和社会功能。如果没有相应的生理及心理反应,人体的生命活动将会停止。

3. 适度的心理应激能使机体处于应对刺激的紧张状态 适度的心理应激可以提高机体的警觉水平,促进人们随时应对环境的挑战,促进人的身心健康。

 知识链接

心理应激与健康

慢性频繁的应激反应,使精神长期处于紧张状态,容易诱发高血压、糖尿病、神经性头痛、胃溃疡等慢性疾病,而过分剧烈的情感应激,如过喜、过悲则极易引起脑中风、心肌梗死等。由于应激反应时还伴随着糖皮质激素分泌增多,显著抑制了机体的免疫力,故应激状态可增加对传染病的易感性。

(二)心理应激对健康的消极影响

适度的心理应激对健康有益,但持续、强烈的心理应激则有损人的身心健康。主要表现在以下几个方面。

1. 直接引起生理和心理反应 临床上主要表现为:①急性心理应激状态,常见有急性焦虑反应、血管迷走神经反应和过度换气综合征等;②慢性心理应激状态,见于强度虽小但长期的心理应激,表现为头晕、头痛、疲劳、失眠、消瘦、心悸、胸闷、心率加快、血压升高等症状,还可出现各种神经症、精神障碍和精神分裂样表现。

2. 加重已有的精神和躯体疾病 患有疾病的个体,抵抗应激的能力较低,心理应激造成的心理、生理反应,很容易加重原有疾病或导致旧病复发。例如,冠心病患者在情绪激动时,容易发生心肌梗死;高血压患者在激烈的竞争中血压升高,病情会加重。

3. 导致机体抗病能力下降 持久而慢性的心理应激,致使个体心理和生理反应过度,机体内环境紊乱,各器官、系统的协调失衡,抗病能力下降,机体处在对疾病的易感状态。

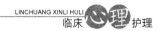
三、心理应激的调控

合理应对应激源,能减少或免除不良应激对健康的影响,对应激处境采取的对策不同,效果亦不同。

(一)恰当运用心理防御机制

心理防御机制(psychological defense mechanism)是指个体面临挫折或冲突的紧张情境时,在其内部心理活动中具有的自觉或不自觉地解脱烦恼,减轻内心不安,以恢复心理平衡与稳定的一种适应性倾向:

1. 心理防御机制的分类 来自心理分析论的心理防御机制目前已逐渐被多数心理学家所接受,成为广义的应对策略的一部分。根据防御机制在个体心理发展中出现的先后与心理障碍的关系分为 4 类(表 5-3)。

表 5-3 心理防御机制的类型

分类	防御机制出现的时间	应用的防御机制
自恋型	又称精神病性防御机制,在童年早期个性发展中常使用,其特点是幼儿不能区分自我与客观现实。正常人多为暂时使用,而精神障碍者常极端采用	包括否认、曲解、投射等
幼稚型	又称不成熟的防御机制,多出现于童年后期,成年人则多见于轻度的精神障碍者	包括退化、幻想、内射等
神经症型	少年期后出现,成年人中神经症患者多用	包括合理化、反向作用、转移、理想化、补偿、潜抑等
成熟型	是成年人常采用的适应方式,是成功的、有效的及成熟的	包括升华、幽默、理智化等

2. 常见的心理防御机制

(1)潜抑 又称压抑,是一种最基本的心理防御机制,指个体把不能被意识所接受的那些具有威胁性的冲动、欲望、情感体验等抑制到潜意识领域,以保持心境的安宁。日常生活中,多数人在多数时间里将痛苦的事情"遗忘",这种"遗忘"和自然遗忘不同,并未真正消失,而是转入了潜意识境界,从而避免了因触及此事而引起意识上的痛苦。从心理健康的角度,潜抑对人是有害的。心理分析治疗就是挖掘和寻找患者潜抑的致病情结,并设法将其带到意识领域,以消除疾病症状。

(2)否认 否认是指拒绝接受不愉快的现实以达到保护自我、减轻心理压力的作用,是一种比较原始和简单的心理防御。个体在日常生活中突然面对亲人亡故等重大生活事件或者面对某些疾病的诊断如癌症、心肌梗死等,常常会采用否认心理防御机制。

(3)合理化 又称文饰作用,是指个体遭受挫折或无法达到自己所追求的目标时,常常采用各种"合理的理由"为自己辩解,以原谅自己而摆脱痛苦。合理化有很多形式,如"知足常乐"和"比上不足、比下有余"等,"酸葡萄心理"也是典型的例子。日常生活中,合理化机制在普通人中均有所表现,但严重者往往反映的是神经症样症状。

知识链接

酸葡萄心理

酸葡萄这个故事出自《伊索寓言》,说的是一只饥饿的狐狸,看到葡萄架上有很多成熟的葡萄,内心非常想吃,但因葡萄架过高,跳了三次都没有摘到葡萄,为了维护自己的面子,狐狸就对身边的动物说:"葡萄味酸,非我所欲也。"平时人们想得到某种东西但又得不到,就会故意说它不好,这种吃不到葡萄说葡萄是酸的,得不到某种东西说这种东西不好,就是酸葡萄心理。

(4)升华 指个体将潜意识中某种不能直接表达、不为社会所认同的动机、欲望和行为,转化为建设性的活动,将低层次的需要和行为上升到高层次的需要和行为。历史上有许多名人所取得的成就是升华机制的最终结果,如司马迁的挫折与《史记》的成就。升华是人们适应环境最具积极意义的防御机制。

(5)退行 也称退化,指个体受到严重挫折时放弃习惯化的成熟应对策略,而使用早期幼稚的不成熟的方式应对挫折情境。例如,一成年患者入院后依赖性增强,自己能做的事也要别人替他做。

(6)幻想 指通过想象去满足受到挫折后没有得到满足的心理。"白日梦"就是一种幻想。常见于人格不成熟,甚至是精神疾病的患者。如果成年人常表现出这种应对方式,特别是分不清现实与幻想的内容时,就属于病态。

(7)转移 是个体由于受各种条件的限制,把对某一对象的欲望、情感或行为意向不自觉地转向其他可替代的对象,以减轻自己的心理负担。如平常所说的"迁怒于人"。心理治疗中的正负移情作用也属于转移,这时,患者将过去对某些重要人物的爱或恨,迁移到目前的医师身上,医师利用这种迁移可促进治疗关系。

(8)反向 指由于社会道德或行为规范的制约,个体将潜意识中某种不能直接表达的欲望和冲动,以完全相反的方式表现出来,以减少其焦虑,维护安宁。这是一种"矫枉过正"的防御方式。如住院患者明明非常担心自己的病情却故意装出无所谓的态度。

(9)转换 指内心冲突或情绪躯体化的潜意识机制。例如,一位剧烈心理冲突的患者,虽然身体无恙,却出现心悸、头晕、四肢发麻等形式多样的躯体形式症状。临床上神经症、躯体形式障碍和癔症患者的瘫痪、感觉缺乏(失明、失听)、内感性不适及心因性疼痛等症状,其可能的机制解释为应激时心理矛盾、内心冲突通过转换成为功能性躯体症状,借此摆脱心理上的痛苦。

(10)幽默 以自嘲的方式来缓解窘迫的处境及心理压力,是一种积极的、成熟的心理防御机制。人格比较成熟的人都能在适当的场合,以合适的幽默打破窘境,改变困难局面,故幽默有益于心身健康。

想一想:

你在日常生活中,使用过哪一种心理防御机制?

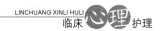

(二)心理应激的调控措施

1. 消除和回避应激源　如果应激源不可避免,自己又无力应对时,可采取回避或逃避的办法,以此来消除或降低应激反应给自身带来的伤害。如"惹不起还躲不起"、"眼不见心不烦"、"鸵鸟政策"等说的就是这个道理。

2. 改变不合理的认知　认知评价是应激源和应激反应之间最重要的中介之一。同一应激源因个体的认知不同,引起的生理和心理反应相差很大。面对应激情境要保持冷静,以乐观、豁达的心态对待应激源,多个角度去认知应激源,既要看到它消极的一面,更要看到积极的一面。

 知识链接

不同的认知有不同的心态

一个老太太有两个女儿,大女儿嫁给洗染店老板,小女儿嫁给雨伞店老板。老太太天天为女儿忧虑:雨天,担心大女儿洗染店的衣服晾不干;晴天,生怕小女儿雨伞店的雨伞卖不出去。后来,有一个聪明人开导老太太,可以这么想:下雨的时候,小女儿家可以卖伞;晴天的时候,大女儿家可以晾衣服。这样,不管晴天还是雨天,都可以赚到钱。老太太调整了自己的认知,天天都有好心情。

3. 调整期望值　客观正确地评价自己的能力,制定适合自己的期望值。期望值过高,失败的概率加大,很容易导致挫败感,怀疑自己的能力,一蹶不振;期望值过低,不能调动积极性,不利于潜能的发挥。"努力一跳,正好够到"是比较适合的期望值。

4. 利用社会支持系统　处于应激情境时,人人都希望得到来自家庭、亲朋好友、社会等各方面的精神和物质支持。社会支持可以缓解应激反应的作用,并且在一定程度上可保护个体的心身健康,是个体在应激过程中可利用的外部资源。如 2008 年的汶川大地震,来自世界各地的援助使得灾区人民抗震减灾的能力大大加强。

5. 放松训练　长期过度的精神紧张可导致不良的心身反应。放松可有效地控制或减轻不良应激反应。常用的放松技术有深呼吸、渐进性放松法、生物反馈疗法、倾诉法、放松想象法等。

6. 转移注意力　遭遇不良应激时,个体应积极主动地通过听音乐、练书法、旅游等,转移自己的注意力,既可陶冶情操,又可减轻压力,降低应激反应。

7. 加强锻炼提高对应激的耐受力和应对能力　人的一生不可能一帆风顺,事事如意,总会遇到各种各样的挫折和困难。因此,在日常生活和学习中应该树立正确的挫折观,有目的有计划地进行训练,增强自己对挫折的耐受能力和应对能力。此外,要注意适当运动,增强体质,提高对应激的抵抗能力。

出现应激反应后,个体应积极进行自我调节。如果不能自我调节或调节不满意时,应该求助于医务人员,必要时也可使用药物进行治疗。

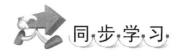 同步学习

1.表示生活事件(应激源)的强度最好用　　　　　　　　　　　　　　　　　　　(　　)

　　A.情绪焦虑程度　　　　　　　　　　　B.累计 LCU 的值

　　C.心身疾病发生率　　　　　　　　　　D.生物学指标

2.一般适应综合征(GAS)分以下哪 3 个阶段　　　　　　　　　　　　　　　　(　　)

　　A.觉醒期、阻抗期、适应期　　　　　　B.警戒期、阻抗期、衰竭期

　　C.警戒期、阻抗期、适应期　　　　　　D.觉醒期、阻抗期、衰竭期

3.应激反应较妥当的定义是指个体因为应激源所致的　　　　　　　　　　　　(　　)

　　A.生理、心理、行为方面的变化　　　　B.认知、意志、情绪个性方面的变化

　　C.幻听、幻觉、妄想等精神症状方面的变化　D.躯体器质性和躯体功能性方面的变化

4.要想取得最佳的业绩,最佳的心理状态应该是　　　　　　　　　　　　　　(　　)

　　A.高度紧张状态　　　　　　　　　　　B.适度紧张状态

　　C.低紧张状态　　　　　　　　　　　　D.无紧张状态

　　(5~8 共用题干)李某,女,62 岁,右侧乳房有无痛性肿块而到医院就诊,诊断为乳腺癌。当医师将经过各种医学检查确诊为癌症这一事实告诉患者后,患者的第一反应是:"不可能,你们一定是弄错了,我要到其他医院去进一步诊断。"癌症确诊后,患者出现情绪低落、食欲不振、焦虑不安、失眠、腹泻、不愿活动,事事依赖家人等表现。

5.患者的第一反应属哪种防卫机制　　　　　　　　　　　　　　　　　　　　(　　)

　　A.否认　　　　　　B.幻想　　　　　　C.转移　　　　　　D.退行

6.患者的应激反应中属于心理反应的是　　　　　　　　　　　　　　　　　　(　　)

　　A.食欲不振　　　　B.焦虑不安　　　　C.腹泻　　　　　　D.事事依赖家人

7.患者的应激反应中属于生理反应的是　　　　　　　　　　　　　　　　　　(　　)

　　A.情绪低落　　　　B.焦虑不安　　　　C.不愿活动　　　　D.事事依赖家人

8.患者的应激反应中属于行为反应的是　　　　　　　　　　　　　　　　　　(　　)

　　A.失眠　　　　　　B.焦虑不安　　　　C.事事依赖家人　　D.食欲不振

　　(9~10 共用题干)赵某,女性,32 岁,某工厂工人。1 年前因单位效益不好而下岗,在家操持家务,后因夫妻感情不和而离婚,有一 7 岁的女儿随其生活,靠做钟点工维持生计。近日查出患有甲型肝炎需住院治疗,患者担心肝炎是慢性病很难治愈且费用高,加上对放在亲戚家的女儿不放心,非常思念。故入院后情绪极为低落,很少与人交谈,夜晚常暗自哭泣。

9.该患者遭遇的应激源不包括　　　　　　　　　　　　　　　　　　　　　　(　　)

　　A.躯体性应激源　　B.心理性应激源　　C.社会性应激源　　D.文化性应激源

10.该患者的应激反应属于　　　　　　　　　　　　　　　　　　　　　　　(　　)

　　A.生理反应　　　　B.认知反应　　　　C.情绪反应　　　　D.行为反应

（陈香娟）

第六章　临床心理评估

　　护理心理学是一门护理学与心理学相结合的、重视客观描述或量化研究的应用学科。在心理护理程序中，首先要对护理对象进行心理评估，即对护理对象的心理行为现象进行客观描述或量化，因此心理评估是心理护理的重要技能之一。

第一节　心理评估

一、心理评估的概念

　　心理评估（psychological assessment）是指评估者依据心理学的理论和方法对个体某一心理现象做全面、系统、客观的描述，以了解个体的心理过程和个性状态、特征。随着"生物－心理－社会"医学模式的发展，护理人员在"整体护理"过程中越来越重视患者在心理、社会等方面存在的或潜在的问题，而临床心理评估是护理程序实施的第一步，是制订心理护理计划、实施心理护理措施和评价心理护理效果的依据。

二、心理评估的作用

　　心理评估的对象包括患者和健康人，评估的范围既涉及疾病，又涉及健康，在生物－心理－社会医学模式指导下，目前更重视健康的评估。心理评估的目的是为了区分心理正常与异常，识别心理异常的原因，判断心理异常的严重程度，明确是心理问题、心理障碍，还是心理疾病。因此，心理评估在护理心理学及护理学相关领域有非常重要的作用。

　　1. 心理评估是临床心理学的两大基本任务之一，而临床心理学是医学心理学的分支，它的两大任务是临床心理评估和心理咨询与治疗。心理评估为心理咨询与治疗提供了依据，并对心理咨询与治疗效果进行评价。

　　2. 在护理心理学中，护理人员可以借助心理评估方法了解患者在患病前的心理问题以及与疾病伴发的心理问题或心理障碍，以便采取相应的心理护理措施。

3.在心身疾病研究领域,研究者可以借助心理评估方法探索和研究各种心身疾病的影响因素及作用途径,为预防和治疗心身疾病提供有益的帮助。

4.在健康心理学领域,心理评估可用于健康或不健康行为的评估,从而制定有效的卫生政策,维护和促进大众的心理健康。

5.在临床各科中,心理评估可以辅助疾病诊断。

6.心理评估也是一种重要的科研手段。

三、临床心理评估的方法

临床心理评估的方法包括观察法、访谈法和心理测量法三类。在临床工作中通常需要将三种方法结合使用,以获得全面而准确的信息,做出正确的判断。例如,护士在对患者进行临床心理评估时,运用观察法了解患者的外显行为表现,运用访谈法来了解患者的主观体验,并借助心理测量的量表进行客观评定,从而获取全面、客观的信息。

(一)观察法

观察法(observation method)指评估者对被评估者的外显行为进行有计划、有目的的观察和记录,以对其心理活动进行评估。根据研究者是否参与被观察者的活动,观察法可分为自然观察法和特定情境观察法。自然观察法或称为非控制性观察,是指在不加以控制的自然情境中对被观察者的行为进行观察和记录,结果真实、自然,观察范畴广,但需要评估者有较多的时间与被观察者接触,费时、费力、较难控制,所以需要研究者有足够的基础和专业知识、良好的沟通能力、深刻的洞悉力以及系统的训练和实践。特定情境观察法或称为控制观察,是指在预先设计的标准情景中按照一定程序进行的观察,目的是要了解观察对象在特定条件刺激下会产生什么反应,其结果带有一定的规律性和必然性。特定情境观察法易对观察对象产生影响,有时不易获得真实情况,但观察结果易于进行横向比较。

观察法简单方便实用,是临床心理评估最基本的方法之一,护理工作中的观察主要使用自然观察,即通过对患者的外观、情绪表现、言谈举止、对护士的态度等住院期间的日常生活起居活动和交往情况等,进行自然状态下的观察,了解患者的意识状态、认知活动、情绪反应及个性表现。自然观察可观察到的行为范围较广,护士与患者的互动过程中随时都在观察,所收集到的资料也最直接、最丰富。

(二)访谈法

访谈法(interview method)又称晤谈法,是指评估者与被评估者面对面地交谈来了解被评估者的心理和行为的心理学基本研究方法。根据访谈的组织结构,可分为结构式访谈和非结构式访谈。结构式访谈是评估者根据访谈目的预先设定的结构和程序进行的访谈,重点突出,方向明确,访谈效率高,受评估者主观因素影响较小,但访谈内容有所限制。非结构式言谈也叫自由式访谈,是评估者与被评估者以自然的方式进行交流,访谈内容是开放的,没有固定的结构和程序。自由式访谈方法灵活,氛围轻松,被评估者受到的限制少,访谈可以获得较为真实的资料,但易偏离主题,得到的资料不易量化和分析交流。

访谈法简便易行,能够简单而迅速地收集多方面的临床资料,具有较好的灵活性和适应性,是临床工作中最广泛应用的方法之一。因此,护士要锻炼访谈技术,包括听的技巧、问的技巧、观察及反馈、打断与引导等,尤其在接触新患者时,由于相互之间不熟悉,使评估受到

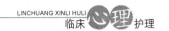

一定的限制,掌握访谈技术尤为重要。

(三)心理测验法

在第二节中作详细介绍。

(吴一玲)

第二节　心理测验

一、心理测验的概念

(一)心理测验的定义

心理测验就是依据心理学理论,使用一定操作程序,通过观察人少数有代表性的行为,对于贯穿在人的全部行为活动中的心理特点进行推论和数量化分析的一种科学手段,是心理评估的主要方法。

(二)心理测验的特点

由于心理现象比物理现象更加复杂,测量起来也更加困难,因此心理测量有独特的性质。

1. 间接性　心理现象与物理现象不同,缺乏直观性,因此无法直接测量人的心理现象,而是通过测量人的外显行为来推断其心理特质,因此,心理测量具有间接性的特点。

2. 相对性　在对人的行为进行比较时,没有绝对的标准,也就是说,它没有像"0"这样的绝对的参照点,有的只是一个连续的序列,而心理测量只是看某个人处在这个连续序列上的位置。也就是说,一个人的心理变化只能与大多数人的平均状况进行比较,他在某一测验量表上取得的分数,是高于平均分数还是低于平均分数,以此来评估其心理状况。

3. 客观性　心理测量的客观性指的是测验的标准化问题,主要通过编制和实施测验过程的标准化程序来实现。因此,心理测验的技术人员必须经过严格的专业培训,能够熟练掌握测验的量表,遵守测验实施的标准化程序,并能正确地解释测验的结果,以此来增强心理测验的客观性。

二、常用心理测验的分类

心理测验作为心理测量的工具,种类较多,很多因过时而被废弃,有的应用广泛,经过一再修订,为很多国家使用,且每年都有新的量表出现。尽管心理测验的量表很多,按不同分类标准可以有不同的分类。

(一)根据测验功能分类

1. 能力测验　能力测验主要有智力测验、儿童发展量表和特殊能力测验。智力测验主要应用于儿童智力发展水平的鉴定以及作为脑器质性损害及退行性病变的参考指标,也可作为职业选择或特殊教育的参考。常用的智力测验工具有比奈－西蒙智力测验、韦克斯勒成人和儿童智力测验、瑞文智力测验等。特殊能力测验偏重测量个人的特殊能力,多为升学、职业指导及一些特殊工作人员的筛选所用,如音乐、绘画、机械技能及文书才能测验。

2. 人格测验　又称个性测验,主要用来测量性格、气质、兴趣、态度、情绪、动机、信念等方面的个性心理特征,即个性中除了能力以外的部分。临床广泛用于鉴别和诊断各种类型的人格障碍、精神病、神经症、性变态等。常用的有明尼苏达多项人格测验(MMPI)、艾森克人格测验(EPQ)、卡特尔十六种人格因素测验(16PF)、洛夏墨迹测验、主题统觉测验(TAT)等。

3. 神经心理测验　用于评价脑神经功能状态的心理测验,临床既可用来评估正常人的神经功能、脑与行为的关系,也可用于评定受试者特别是脑损伤患者的神经功能。这类测验主要包括一些个别能力测验,如记忆测验、感知运动测验、联想思维测验等。

(二)按测验材料性质分类

1. 文字测验　文字测验所用的是文字材料,如词汇、句子,要求用文字或语言来回答。优点是实施方便,缺点是容易受被试者文化背景的影响。

2. 非文字测验　又称操作测验,测验材料为图片、实物、工具、模型等,无须使用言语作答,所以不受文化因素的限制,如洛夏墨迹测验、主题统觉测验(TAT)。

在许多大型成套测验中,往往是这两种测验方式结合或交替使用,如使用韦氏智力测验既有文字测验,也有操作测验。

(三)根据测验材料严谨程度分类

1. 客观测验　在测验中,所呈现的刺激词句、图形等意义明确,只需受测者直接理解,无需发挥想象力来猜测和遐想,故称客观测验。绝大多数心理测验都属于这类测验。

2. 投射测验　这类测验是没有明确的结构和意义,问题模糊,如一些结构不完整的句子、一片模糊的墨迹或一张模糊不清的图片,受测者做出反应时,要凭借自己的想象力进行填补,以投射出受试者的经验、情绪或内心冲突,如洛夏墨迹测验、主题统觉测验(TAT)、自由联想测验和句子完成测验。

(四)根据测验的形式分类

1. 个别测验　每次测验时由一名主试者给一名被试者实施的测验,如韦氏智力量表、临床记忆量表。个别测验中主试者有较多的时间观察受测者的言语、行为及解决问题的方式,有充分的时间与被试者合作,所以其结果可靠,但花费较多的时间和精力。这是临床心理诊断测验中最常用的测验形式。

2. 团体测验　指测验过程中由一名或多名主试同时给多名被试者进行测试,大多数问卷、调查表均可用作团体测验,如气质调查表。团体测验较个别测验快捷方便。

在各种心理测验量表中,有些适用于个别测验,有些适应于团体测验,有些则适用于两种测验形式。通常个别测验只能个别施测,不能随意改为团体实施,否则将严重影响测验结果的准确性。

(五)按测验要求分类

1. 最高行为测验　要求受测者尽可能做出最好的回答,这主要与认知过程有关,有正确答案,如智力测验、成就测验均属最高行为测验。

2. 典型行为测验　要求受测者按通常的习惯方式做出反应,没有正确答案。一般来说,各种人格测验均属于典型行为测验。

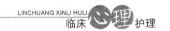

三、标准化心理测验的条件

心理测验是心理评估最基本的方法,要获得客观有效的测验结果,须在下面几个方面受到考验:

(一)测验工具的标准化

1. 常模(norm) 常模就是用统计学方法得出的一种可供比较的标准,由标准化样本测试结果计算而来,是心理测验时用于比较测验结果的参照分数标准。例如,在测量焦虑程度时得分为 50 分,我们无法判断这是轻度抑郁、中度抑郁还是重度抑郁,必须与统计常模比较才能得出。通常用的常模有均数、标准分、百分位、比率、划界分等几种。

2. 信度(reliability) 心理测验的信度是指测验结果的可靠程度,即同一受试者在不同时间用同一测验(或用另一套相等的测验)重复测验,所得结果的一致性程度。信度检验结果用信度系数表示,其数值在 $+1 \sim -1$ 之间(取绝对值),绝对值越接近 1.0,说明一致性越高,测验结果越可靠;反之则相反。通常,能力测验的信度(要求 0.80 以上)高,人格测验的信度(要求 0.70 以上)相对较低。凡标准化的测验手册,都需要说明本测验用各种方法所测得的信度。常用的信度检验方法有重测信度、复本信度、评分者信度等。

3. 效度(validity) 所谓效度指测验结果的有效性,用于检验所编制的测验测量了什么,在多大程度上达到了测验的编制目的。如一个智力测验,若测验结果所表明的确是受试者的智力,而且量准了智力水平,那么这一智力测验的效度好,反之则不好。常用的效度检验方法有内容效度、校标效度、结构效度等。

4. 测验情景的标准化

(1)施测场所环境要求 施测场所环境要求安静、光线柔和、空气流通、温度适宜,布置简洁舒适,无噪声,无外来干扰,如防止他人闯入或围观,以免影响受试者的状态而影响测试结果。主试应详细记录测试过程中可能影响测试结果的事件,在解释测验结果时考虑这些意外因素的影响。

(2)方法的标准化 施测需统一指导语、测验内容、测验方法、计分标准、标准结果的换算等,才能保证测试结果的准确可靠。

5. 主试的要求 主试是测验的实施者,主试的要求包括技术和道德两方面。技术方面,要求主试需具备相关的心理学知识及社会学、伦理学、行为医学、精神病学相关知识,掌握心理测验专业理论知识,熟悉有关测验的内容、适用范围、测验程序和记分方法等,接受过严格、系统的心理测验专业训练,具有实际操作心理测验的技能和经验。职业道德方面,要求主试对测验内容和测验中获得的个人信息要严格保密。另外,主试的态度、动机、期望等都可能对测试结果产生影响,作为主试应当对这些有清醒的认识,并加以控制。

6. 被试的要求 被试是接受测试的人。被试者在测验前,应了解测验目的,熟悉测验程序,愿意接受测验,态度认真,情绪稳定,尽力配合,实事求是地完成测验。被试的认知能力因素、情绪因素、心理需要因素、生理因素等都可能影响他对测试题目的反应,如被试对测验毫无兴趣,只是被动地做出反应甚至消极对抗,其结果是可想而知的。因此,在测验的实施和结果的解释时都要考虑被试的各种因素。

四、心理测验在临床应用中的注意事项

(一)正确选用测量工具

在临床工作中,心理测验的使用始于测验的选择。被用作诊断或对个体评价、鉴定的心理评估量表必须是经严格科学审定的标准化量表,有正规的指导书或操作手册,选择的量表必须合乎规定的信度、效度、常模、记分方法、实施程序及结果解释方式等。评价测验时,不仅应对测验的质量、技术标准进行评价,而且还要结合自己的实践,对准备实施的对象进行综合评价,判断测验是否适用于具体的对象。

(二)正确看待心理测验和测验结果

心理评估量表被用作诊断或对个体评价、鉴定等重要决策的参考依据时不能只简单报告评分分数,必须详细分析,正确描述,科学解释,并认真书写报告,以免造成误解或不良的后果和影响。在肯定心理测验的积极作用的同时,也应当看到测验的局限性,纠正错误的测验观,如测验万能论、测验无用论和心理测验即智力测验,避免随意给受测者贴标签的现象。另外,标准化的测验常常用分数来表示结果,而测验的分数只是一个相对的数字。评价应结合受试的生活经历、家庭、社会环境并借助会谈、观察获得的其他资料全面考虑。

(三)心理测验工作者的资格与职业道德

心理测验是一门科学,它能够帮助我们客观准确地评价受测者的心理特征与行为特点。但历史的经验也表明,如果使用不当,心理测验不但起不到其应有的积极作用,而且还可能导致人们得出错误的判断。因此,在使用心理测验时,应持有科学、严肃、谨慎、谦虚的态度。在介绍测验的效能与结果时,必须提供真实而准确的信息,高度重视科学性与客观性原则。西方国家对标准化心理测验的质量、心理测验使用者的资格都制定了严格的审查标准,并制定了心理测验工作者的道德准则,以保证心理测验能被正确地使用。

五、常用心理测验

(一)智力测验

智力是与人的各种认知活动相联系的一种能力。智力测验是对人的智力水平进行客观评估的一种手段,是通过一系列标准测试测量人在其年龄段的智力发展水平。常用的智力量表和智商计算方法有:

1. 韦克斯勒智力量表 简称韦氏智力量表,是美国心理学家韦克斯勒(D. Wechsler)在1939年到1981年的40多年间编制的系列智力量表的总称,包括三个相互衔接的智力量表,分别是韦氏成人智力量表(WAIS),适用于16～74岁的受测者;韦氏儿童智力量表(WISC),适用6～16岁的受测者;韦氏学龄前儿童智力量表(WPPSI)适用于4～6岁半的受测者。各个量表均为个别测验,各自独立又相互联系,可以对一个人从幼年到老年的智力进行测量,并可进行比较研究。

韦氏智力量表包括了言语和操作两个分量表,每个分量表又包括5～6个分测验,每个分测验集中测验一种能力。言语分量表包括常识、领悟、算术、相似性、词汇和数字广度等,这些均构成了一个人的语言能力,其测量结果可以反映言语智商。操作分量表包括图片排列、积木图案、数字符号、图画补缺、物体拼凑等分测验,其结果可以得出操作智商,两个分量

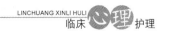
表合并得出总智商。韦氏智力量表的得分分布是以100为平均值、15为标准差的正态分布，得分在70～130分为正常，高于130分为智力超常，低于69分为智力缺陷。

2. 比奈智力量表 1905年，法国心理学家比奈(A. Binet)和其助手西蒙(T. Simon)制定出了世界上第一个智力量表，即比奈-西蒙智力量表，经过多次修订，其中最有影响的修订版是美国斯坦福大学的推孟(L. M. Terman)教授修订的"斯坦福-比奈量表"。我国现在常用的是吴天敏教授于1982年完成的第三次修订版本。吴氏修订版的适用范围是2～18岁的城市少年儿童，最佳适用年龄是6～14岁。在记分方面，放弃了比奈量表常用的比例智商，改用离差智商，平均值为100，标准差为16。量表共51题，每一年龄段有3个试题，题目从易到难排列。该量表注重对一般能力的测定，其内容包括语义解释、理解、计算、推理、比较、记忆以及空间知觉等方面的能力。测验结果按正确通过的数目记分，根据受试者实际年龄，从附表中查出相应的智商值。

3. 智商计算方法 智力测验结果用智商(intelligence quotient)来表示，智商是智力商数的简称，用于衡量个体智力发展的指标。智商可以用比率智商和离差智商计算。

(1)比率智商 计算公式为 $IQ = MA/CA \times 100$(MA为智龄，指智力所达到的年龄水平，即在智力测验中所得到的分数；CA为实龄，指测验时的实际年龄)。如果某人智龄与实龄相等，他的智商即为100，表示其智力中等。比率智商的基本假定是智力发展和年龄增长呈正比，是一种直线关系，但随着年龄的增长，智力就停止增长进入了高原期，所以比率智商适用年龄不超过16周岁。

(2)离差智商 为了解决比率智商的缺陷，准确表达智力水平，智力测量专家韦克斯勒提出了离差智商的概念。离差智商用统计学的标准分来计算智商，表示被试者智商偏离同年龄组平均成绩的多少标准差来衡量，各年龄组智商均数为100，标准差为15。所以，它表示的是个体智力在年龄组中所处的位置，因而是表示智力高低的一种理想的指标，计算公式为 $IQ = 100 + 15Z = 100 + 15(X-M)/S$(Z为标准分数，X为某人在测试中的实得分数，M为人们在测试中取得的平均分数，S为该组人群分数的标准差)。如智商为115，则高于平均智力1个标准差，为中上智力水平；智商为85，则低于平均智力1个标准差，为中下智力水平。离差智商克服了比率智商受年龄限制的缺陷，已成为通用的智商计算方法。人的智力分级见表6-1。

表6-1 智力水平等级与划分

智商等级	智商值	
	韦氏智力量表(S=15)	斯坦福-比奈量表(S=16)
非常优秀	130以上	132以上
优秀	120～129	123～131
中上(聪明)	110～119	111～122
中等(平常)	90～109	90～110
中下(迟钝)	80～89	79～89
临界状态	70～79	68～78
智力缺损	69以下	67以下

(二)人格测验

人格测验,也称个性测验,是评定人格心理特征的一种方法。对临床诊断、护理诊断、心理咨询、职业咨询和人员选拔都具有重要意义。人格测验常用的方法有问卷法和投射法。问卷法通常列举一系列的问题,每一问题陈述一种个性、思想、情感和行为,让受试根据自己的情况做出选择性回答。常用的问卷有艾森克人格问卷(EPQ)、明尼苏达多项人格问卷(MMPI)、卡特尔16项人格因素问卷(16PF)等。投射测验也是人格测量中的一种方法,常用的有洛夏墨迹测验和主题统觉测验(TAT)。

1. 艾森克人格问卷 艾森克人格问卷(Eysenck personality questionnaire,EPQ)由英国心理学家艾森克(H. J. Eysenck)等人根据因素分析法编制而成。目前,在国际上应用十分广泛,分成人和青少年两种形式。成人问卷有90题,青少年问卷有81题。EPQ包含三个维度四个分量表,三个人格维度分别为:内—外倾(E)、神经质(N)和精神质(P),分别用三个分量表测验,第四个分量表为效度量表(L)。E、N、P三个基本因素构成了人格的三个相互正交的维度,在这三个维度上的不同表现程度,构成了个人不同的人格表现特征;L量表测量说谎或掩饰,但也代表一种个性特征,反应受试的社会朴实或幼稚程度。回答时用"是"和"否"两种方式。各分量表的含义如下:

E量表:内—外倾量表。高分表示人格外向,好交际,渴望刺激和冒险,情感易于冲动;低分表示人格内倾,喜好安静,内省,除了亲密好友外,对一般人冷淡,不喜欢刺激,喜欢有秩序的生活。

N量表:神经质量表。测查情绪的稳定性。高分可能情绪不稳定,常表现为焦虑、易担忧、郁郁不乐,对各种刺激的情绪反应强烈难以平静,有时甚至出现不够理智的行为;低分则表示情绪稳定。

P量表:精神质量表(并非指精神病)。它在所有人身上都存在,只是程度不同而已。高分可能孤独,不关心他人,难以适应外部环境,不近人情,感觉迟钝,与他人关系不佳,对人敌意,具有攻击性。如果个体表现出非常明显的精神质,则容易导致行为异常。

L量表:高分表示掩饰。

EPQ测量简单易行,人格维度概念清楚,容易解释,在医疗、教育、科研和选拔等方面应用广泛。

2. 明尼苏达多项人格量表 明尼苏达多项人格量表(Minnesota multiphasic personality inventory,MMPI)是美国明尼苏达大学的哈瑟韦(S. R. Hathaway)和麦金利(J. C. Mckinley)根据经验效标法编制而成的。它广泛应用于多个领域,不仅能够测查人格,还可协助医生对患者的精神状况做出诊断并确定病情的轻重,对疗效判定和病情预后也有一定参考价值。

MMPI的编制者们先以大量题目施测于效标组(临床确诊为心理异常者)和控制组(临床确定为无任何异常的正常人),然后比较两类受试者对每道题目的反应,精心筛选两组反应完全不同的566个自我报告形式的题目构成了MMPI,实际上只有550个题目,其中16个题目为重复题。回答时用"是"、"否"和"不确定"三种方式。各量表的名称和意义如下:

(1)疑病(Ha) 题目来源于那些对自己身体功能异常关心的人。

(2)抑郁(D) 题目来源于那些过分悲伤、无望,思想和行为退缩的人。

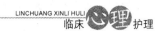
（3）癔症（Hy）　题目来源于那些经常无意识运用身体或心理症状来回避困难的或冲突的人。

（4）精神病态（Pd）　题目来源于那些经常地放肆和漠视社会习惯，情绪反应简单，并且不能吸取教训的人。

（5）男子气－女子气（Mf）　题目来源于那些有同性恋倾向的患者以及男人和女人的差异。

（6）妄想狂（Pa）　题目来源于那些有异常猜疑、夸大或被害妄想的患者。

（7）精神衰弱（Pt）　题目来源于那些表现出着迷、强迫、变态恐惧以及内疚、优柔寡断的神经症患者。

（8）精神分裂症（Sc）　题目来源于那些表现出稀奇古怪的思想或行为以及经常退缩，经历过幻觉或妄想的患者。

（9）轻躁狂（Ma）　题目来源于那些具有情绪激动、过于兴奋和思维奔逸特征的患者。

（10）社会内向（Si）　题目来源那些表现为胆怯、不关心人和靠不住的人。

MMPI 有 4 个效度量表，分别为：疑问量表（Q），表示受试不能回答的题目数，如超过 30 个，则临床量表不可信；说谎量表（L），高分表示答案不真实；效正量表（K），高分表示一种自卫反应；诈病量表（F），高分表示诈病或确系严重偏执。分量表 T 分超过 70（美国常模）或超过 60（中国常模），便视为可能有病理性异常表现或某种心理偏离现象。

3. 卡特尔 16 项人格因素问卷　卡特尔 16 项人格因素问卷（16 personality factor questionmaire,16PF）是卡特尔于 1949 年编制的，通过因素分析法得出 16 种人格特质，含 180 多个题目，可对人的多个根源特质进行评估，对于选拔人才和职业咨询等有一定参考价值。各因素的意义表 6-2。

表 6-2　16PF 人格因素及意义

因素	低分者特征	高分者特征
乐群（A）	缄默孤独	乐群外向
聪慧（B）	迟钝、学识浅薄	聪慧、富有才识
稳定（C）	情绪激动	情绪稳定
恃强（E）	谦逊顺从	好强固执、独立积极
兴奋（F）	严肃审慎	轻松兴奋
有恒（G）	权宜敷衍	有恒负责
敢为（H）	畏怯退缩	冒险敢为
敏感（I）	理智、注重实际	理智、注重实际
怀疑（L）	依赖随和	怀疑、刚愎
幻想（M）	幻想（M）	幻想（M）
世故（N）	世故（N）	精明能干、世故
忧虑（O）	安详沉着、有自信心	抑郁、烦恼
实验（Q1）	保守、尊重传统	自由、激进、不拘小节
独立（Q2）	依赖、随群附和	自立、当机立断
自律（Q3）	矛盾冲突、不明大体	矛盾冲突、不明大体
紧张（Q4）	心平气和	紧张困扰

16PF 可以团体测试,也可以个体测试。个体在每个因素量表上所得的原始分转换成标准分数后,在人格剖析图上标出相应的点,然后将各点连成曲线,就得到受试的人格剖析图。解释时,应根据个体的人格剖析图进行。

4. 洛夏墨迹测验　瑞士精神病学家赫尔曼·洛夏提供了第一套被广泛接受的墨迹图片。洛夏墨迹测验首创于 1921 年,共 10 张图片,每张上有一个对称的图形。其中 5 张黑白图片,2 张黑白加红色图片,3 张彩色图片。受试根据图片进行自由联想,主试根据被试的反应进一步地询问,并根据受试的反应记分和解释。

5. 主题统觉测验　主题统觉测验(TAT)是由一些有一定主题的图片(30 张)组成,这些图片没有特定意义,测验时让受试根据自己的理解对每一张图片讲一个故事。故事不能太短,要有对事件、人物的描述、评论及结局等,以此来反应受试的人格特征(包括能力、情绪等)。

洛夏墨迹测验和主题统觉测验均属投射测验,它们的形成与精神分析的理论有关。该理论认为一个人对事物的感知、联想或反应有时由潜意识或内心深处的矛盾冲突所决定。通过这两种测试,都能诱导出受试者的经验,使他的人格特点能"投射"到这些测验材料上来,有利于对受试进行精神分析。

(三)评定量表

在心理测量中,有些量表是由受试自行评定的,统称为自评量表。其中症状自评量表应用最广泛,用于成年的神经症、适应障碍和轻度精神障碍的患者,但对于缺乏自知力的重症精神障碍患者不适用。临床常用的症状自评量表有 90 项症状自评量表、抑郁自评量表和焦虑自评量表等。

1. 90 项症状自评量表　90 项症状自评量表(symptom checklist 90,SCL-90)(附录一)在国外应用甚广,吴文源教授于 20 世纪 80 年代引入我国并进行修订。由于该量表内容量大,反应症状丰富,能较准确地评定患者的自觉症状,可作为了解就诊者或来访者心理卫生问题的一种评定工具,也可评定护理干预前后效果评价的依据。

SCL-90 共有 90 个项目,对从感觉、情感、思维、意识、行为直至生活习惯、人际关系、饮食睡眠等均有涉及,并采用 10 个因子分别反映 10 个方面的心理症状情况。

评定时间:可以评定一个特定的时间,通常是评定一周以来的情况。

评定方法:每个项目均采取 5 级评分制,1=从无,2=很轻,3=中度,4=偏重,5=严重。

统计指标:

总分:指 90 个项目单项分相加之和,反映其病情严重程度;

总均分:将总分除以 90,表示从总体情况看,该受测者的自我感觉位于 1—5 级的哪一个分值程度上;

阳性项目数:指单项分大于等于 2 分的项目数,表示受测者有多少项目上呈现有症状;

阴性项目数:指单项分等于 1 分的项目数,表示受测者有多少项目上呈现无症状;

阳性症状均分:指总分减去阴性项目数,再除以阳性项目数,反映该受测者自我感觉不佳的项目,其严重程度究竟处于哪个范围;

因子分:组成某一因子的各项目总分/组成某一因子的项目数,如计算躯体化因子的总分,组成躯体化因子的各项目总分就是 1,4,12,27,40,42,48,49,52,53,56,58 项得分相加

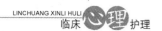

得到总分,组成躯体化因子的项目数为 12。10 个因子名称、所包含项目及意义见表 6-3。

表 6-3 SCL-90 因素分及意义

因子	项目数	项目序号	意义
躯体化	12	1,4,12,27,40,42,48,49,52,53,56,58	主要反映主观的躯体不适感,包括心血管、胃肠道、呼吸系统主诉不适及头痛、背痛、肌肉酸痛和焦虑等躯体表现
强迫症状	10	3,9,10,28,38,45,46,51,55,65	主要指那些明知没有必要,但又无法摆脱的无意义的思想、冲动和行为等表现和一些比较一般的感知障碍
人际关系敏感	9	6,21,34,36,37,41,61,69,73	主要指某些个人不自在感与自卑感,特别是与其他人相比较时更加突出
抑郁	13	5,14,15,20,22,26,29,30,31,32,54,71,79	主要反映苦闷的情感与心境为代表性症状,还以生活兴趣的减退、动力缺乏、活力丧失等为特征,以反应失望、悲观以及与抑郁相联系的认知和躯体方面的感受。另外,还包括有关死亡的思想和自杀观念
焦虑	10	2,17,23,33,39,57,72,78,80,86	一般指那些烦躁、坐立不安、神经过敏、紧张以及由此产生的躯体征象,如震颤等。测定游离不定的焦虑及惊恐发作是本因子的主要内容,还包括两项躯体感受的项目
敌对	6	11,24,63,67,74,81	主要从思想、感情及行为等三方面反映患者的敌对表现
恐怖	7	13,25,47,50,70,75,82	反映恐怖的对象包括出门旅行、空旷场地、人群或公共场所、交通工具和社交恐怖等
偏执	6	8,18,43,68,76,83	主要反映投射性思维、敌对、猜疑、关系妄想、被动体验和夸大等
精神病性	10	7,16,35,62,77,84,85,87,88,90	反映幻听、思维播散、被洞悉感等反映精神分裂样症状
其他	7	19,44,59,60,64,66,89	反映饮食和睡眠情况

2. 抑郁自评量表和焦虑自评量表　抑郁自评量表(self-rating depression scale,SDS)(附录二)和焦虑自评量表(self-rating anxiety scale,SAS) (附录三)由 W. K. Zung 分别于 1965 年、1971 年编制,因简便而得到广泛应用。两个量表的结构和使用方法相似,各有 20 个题目,分别评定患者的抑郁和焦虑的主观感受。评定时间均为过去一周。测查时,受试首先阅读并理解量表的填写方法以及每个问题的含义,然后独立自行填写。按照症状出现频率评定,分为 4 个等级:没有或很少时间有;部分时间有;相当多时间有;绝大部分时间有或全部时间都有。

SDS 和 SAS 主要统计指标是总分。20 个项目的分数相加即得到原始分,原始分乘以 1.25,取整数部分即得到标准总分,记分时要注意量表中的反向记分题目。SDS 与 SAS 评估结果参考标准见表 6-4。

表 6-4　SDS 与 SAS 评估结果参考标准

	SDS	SAS
程度	标准分	标准分
正常	<53	<50
轻度	53～62	50～59
中度	63～72	60～69
重度	>72	>69

SDS 和 SAS 广泛应用于门诊患者的粗筛、情绪状态评定及调查、科研等，也可以在治疗前后重复评定，以评价治疗效果。

 知识链接

心理测验万能论和无用论

心理测验在人才选拔、职业指导、学校教育、心理缺陷的诊断及精神疾病的早期发现等许多方面得到广泛的应用，但也存在各种各样的误区。"你会做心理测验，那你知道我现在心里想什么吗？"这是心理测验万能论的观点，会导致心理测验的滥用而影响心理测验的健康发展；"心理测验没什么用，还不如街头算命的。"这是心理测验无用论的观点，使心理测验无法发挥应有的功能。

同步学习

1. 下列不属于心理评估方法的是 （　　）
   A. 观察法　　　　B. 访谈法　　　　C. 心理测量法　　　　D. 实验法
2. 比例智商的适用对象为 （　　）
   A. 20 岁以下　　B. 18 岁以下　　C. 16 岁以下　　D. 14 岁以下
3. 根据测验的形式心理测验可分为 （　　）
   A. 能力测验和人格测验　　　　　　B. 文字测验和非文字测验
   C. 个别测验和团体测验　　　　　　D. 最高行为测验和典型行为测验
4. 韦氏智力量测验智力缺损值是 （　　）。
   A. 60 分以下　　B. 69 分以下　　C. 79 分以下　　D. 80 分以下
5. 下列属于主观测验的有 （　　）
   A. TAT　　　　　B. MMPI　　　　C. 16-PF　　　　D. SCL-90
6. 心理测验的行为样本必须具有 （　　）
   A. 全国性　　　　B. 代表性质　　　C. 随意性　　　D. 区域性
7. 比率智商（IQ）被定义为（　　　）与实足年龄之比。

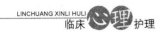

A.实足年龄   B.真实年龄   C.心理年龄   D.智力年龄

8.韦克斯勒将离差智商的平均数定为(　　),标准差定为(　　)。

  A.100;16   B.100;15   C.100;14   D.100;13

9.(　　)表示的是个体智力在年龄组中所处的位置。

  A.离差智商   B.比率智商   C.百分等级   D.标准九分数

10.(　　)是指在不同时间内用同一测验(或用另一套相等的测验)重复测量同一被试者,所得结果的一致程度。

  A.信度   B.效度   C.难度   D.区分度

11.用重测法估计信度,最适宜的时距随测验的目的、性质和被试者的特点而异,一般是(　　)周较宜,间隔时间最好不超过(　　)个月。

  A.1～2;4   B.2～4;6   C.4～6;8   D.6～8;10

12.下列哪项不是人格测验   (　　)

  A.MMPI   B.SCL-90   C.16-PF   D.EPQ

13.在下列MMPI的各分量表中,原始分不需加K值的量表为   (　　)

  A.Hs   B.Si   C.Pt   D.Sc

14.按照中国常模标准,可将MMP的I正常与异常的划界分确定为(　　)分。

  A.60   B.65   C.70   D.75

15.在16PF测验中,(　　)因素的高分特征为好强、固执、独立、积极。

  A.乐群性   B.稳定性   C.敢为性   D.恃强性

16.在下列英文缩写中,不属于EPQ分量表的是(　　)量表。

  A.E   B.P   C.D   D.N

17.SCL-90的统计指标主要有两项,即总分和   (　　)

  A.阳性项目数   B.阴性项目数   C.阳性项目均分   D.因子分

18.抑郁自评量表的英文缩写是   (　　)

  A.SDS   B.SAS   C.SCL-90   D.TAT

19.完成SDS评定后首先得到总粗分,然后乘以(　　)以后取整数部分就得到标准分。

  A.1.25   B.1.50   C.1.75   D.2.25

20.按照中国常模结果,SAS标准分的正常上限为   (　　)

  A.30   B.40   C.50   D.60

(21～22共用题干)　女性,26岁,农村户籍,无业,因被男友抛弃后产生孤独无助感,不愿外出参加任何活动,整天待在家中卧室里,闷闷不乐,长吁短叹,也不愿与家人交流,偶尔以泪洗面,自诉有头晕头痛,常感疲倦,晚上睡不好,症状持续1月余而求助。分析病历,回答以下问题:

21.该女性求助者存在情绪低弱、兴趣丧失、全力乏力、睡眠障碍症状,初步判断存在(　　)

  A.抑郁症状   B.焦虑症状   C.兴奋症状   D.都对

22.如果患者向你求助,你认为此患者首选做哪种测量   (　　)

  A.SCL-90   B.SAS   C.TAT   D.SBS

(吴一玲)

第七章 临床心理护理方法

📖学习目标

1.理解心理护理的概念、心理护理的程序。
2.熟悉支持性心理治疗、精神分析治疗、行为及认知疗法的基本原理、方法和适应证。
3.了解心理护理的原则。

随着现代医学模式的转变,心理护理已成为整体护理中不可缺少的重要组成部分。心理护理作为一门实践性很强的应用学科,已得到普遍认可并广泛应用于临床护理实践中。因此,护理人员掌握一定的心理护理方法和技术,对提高护理效果是非常必要的。

第一节 概 述

一、临床心理护理的原则

(一)交往原则

心理护理是以良好的人际关系与人际交往为基础的,通过交往可以协调关系,满足需要,增进感情。护理人员在交往中要起主导作用。

(二)服务性原则

心理护理同其他医疗工作一样具有服务性,护理人员应以服务的观点为患者提供技术服务和生活服务,以满足患者的生理和心理需要,保持良好心理状态。

(三)针对性原则

心理护理没有统一的模式,护理人员应当根据每个患者在疾病的不同阶段所出现的不同心理状态,分别有针对性地采取各种对策。护理人员在与患者交往中,要善于观察、启发患者自述,必要时还可以使用心理测验等手段,及时掌握患者的病情和心理状态。

(四)启迪性原则

护理人员在给患者进行心理护理时,应用相关学科的知识,向患者进行健康教育,给患者以启迪,以改变其认知水平,消除他们对疾病的错误观念、错误认识,使他们对待疾病和治疗的态度由被动转为主动。

(五)自我护理的原则

自我护理是一种为了自己的生存、健康及舒适所进行的自我实践活动,包括维持健康、

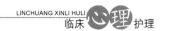

自我诊断、自我用药、自我预防、参加保健工作等。良好的自我护理是心理健康的表现,有助于维持患者的自尊、自信和满足其心理需求。因此,护理人员应启发、帮助和指导患者尽可能地进行自我护理。临床护理工作中,能够坚持自我护理的患者,比被动依赖医护人员的患者恢复得要快。

二、心理护理的程序

护理程序(nursing process)是以促进和恢复护理对象的健康为目标所进行的一系列有计划性、有目的的护理活动,是一个综合的动态的具有决策和反馈功能的过程。运用护理程序,护理人员可以对护理对象进行主动、全面的心理护理,使其达到最佳心理状态。心理护理的程序由心理护理评估、心理护理诊断、心理护理计划制订、心理护理计划实施和心理护理效果评价五个步骤组成。

(一)心理护理评估

心理护理评估是心理护理程序的第一个步骤,是对患者心理活动状态及个性心理特征的测定和掌握。通过与患者及其家属、亲友、病友等相关人员的交谈和询问,采用观察法、会谈法和心理测验法了解患者的人格特征、成长经历、工作、生活等各方面的情况,找出患者存在或潜在的心理问题。心理评估的质量直接关系到心理护理的成败,高质量的心理护理评估能正确反应患者的心理状态,有针对性地找出问题、制订计划、消除不利因素、加速康复,反之就不能取得好的效果。对患者进行心理评估的内容主要有:

1. 一般情况 如姓名、性别、年龄、出生地、文化程度、职业、婚姻状况、个人习惯、入院诊断等。

2. 精神状态 如意识状态、定向力、仪表和行为、情绪状态等。

3. 对健康问题的理解。

4. 应对能力和社会交往的活动能力。

5. 个性类型。

6. 价值观和信仰。

(二)心理护理诊断

经过有效的心理护理评估后就要确立心理护理诊断,提出护理目标。心理护理诊断是制订心理护理计划的依据。人是一个具有自然属性和社会属性的统一体,只有与其外界环境保持动态的平衡,才能维持身心健康。当一个人患病时,疾病就是一种不良的刺激,轻者可使患者感到挫败,重者可导致严重的心理应激反应,使患者的情绪发生波动。由于所患疾病的病种、病情轻重程度的不同,个体对疾病抵抗能力,以及个性、文化背景、价值观念不同,患者所产生的心理问题也就千差万别。但是,患者对疾病必然有共同的心理反应和心理活动表现,如焦虑、抑郁、恐惧、孤独感、否认等。心理护理诊断步骤如下。

1. 确定患者心理反应的性质 是以焦虑为主,还是以忧郁或恐惧为主;同时确定患者的心理问题是现存的,还是潜在的。

2. 确定患者心理反应的强度 如术前患者的心理反应以焦虑为主,应确定焦虑属于轻度、中度还是重度。

3. 确定引起患者心理反应的原因 引起心理问题的原因很复杂,与疾病的种类与预后、患者的个性特征、社会阶层、患者对疾病的认知和态度等密切相关,如缺乏对疾病的正确认识、担心疾病对生命影响、担心疾病对工作家庭生活的影响和经济负担都可能引起患者的焦虑。

4. 确定恰当的护理诊断　目前心理护理诊断的理论尚不完善,诊断名词尚有一定的争议。一般护士可以从北美护理诊断协会(North American Nursing Diagnosis Association, NANDA)所公布的社会心理方面的护理诊断中选择恰当的护理诊断。在选择护理诊断时,护士应该了解每一条诊断的确切定义及诊断依据,以作出恰当的护理诊断。

5. 确定问题的先后顺序　一个患者身上可能同时存在几种不同的心理问题或心理障碍,因此,护理诊断要按照心理问题的轻重缓急,以一定的先后顺序排列,先解决重要的心理问题,然后再解决次要的心理问题。

(三)心理护理计划制订

心理护理计划制订是针对心理护理诊断提出的护理问题制定具体的心理护理措施,是护士对患者实施心理护理的行动指南,护士可以按照心理护理计划规定的内容有条不紊地进行心理护理工作。制订心理护理计划的步骤如下:

1. 明确心理护理的目标　心理护理目标是针对护理诊断提出的,是期望护理对象在接受护理活动后达到的健康状态或行为的改变。护理计划就是要针对每个护理诊断采取措施解决问题,达到预期的短期目标和长期目标。

2. 采取有效的心理护理措施　护理措施是护理人员协助护理对象实现护理目标的具体方法和手段,目的是改变与护理诊断有关的心理病理因素。明确了心理护理的目标,护士需拟定符合实际的、患者能够做到的护理措施,以达到预期的护理效果。

3. 将心理护理计划成文　制订出切实可行的心理护理计划文书。

(四)心理护理效果评价

心理护理效果评价就是对已经实施的各种心理护理措施是否有效地解决了患者的心理问题做出客观的估计,找出原计划及计划实施中存在的不足,及时修正计划,调整实施方法,如原制订的计划在效果评价中无效,则应重新制订计划。

1. 评价方法

(1)主观评定法(观察法、会谈法)　指护士通过与患者及其家属沟通交流、护理体检及观察患者的临床表现等方式获取患者生理、心理和社会等方面资料,对患者的心理健康状态进行评估。此方法便捷但主观片面,对心理问题的定性、定量较难确定。

(2)客观评定法(心理测量法)　指护士借助心理测量的方法来评定患者的心理健康状态,具有客观、量化和全面等优点,是保证心理护理科学性、有效性的前提。如采用汉密顿焦虑量表对患者实施心理护理措施前后的焦虑程度进行评估。

2. 评价内容　护士是实施心理护理的主体,患者是客体,心理护理效果评价应包括护士评估和患者评价两方面。

(1)护士评价　①形式评价:评价患者心理问题评估是否准确,心理护理诊断、心理护理计划、心理护理措施是否正确,预期目标是否切合实际;②过程评价:评价心理护理措施执行情况,实施过程中护理措施是否适当,医护协作是否良好,护理资源是否足够;③效果评价:以预期护理目标为参照标准评估患者的主观体验和患者身心康复的客观指标。

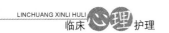
（2）患者评价　①让患者自己评估心理护理目标有无实现，心理问题是否得到解决或改善；②满意度评定：通过患者个别交谈、集体座谈及问卷调查等方法对护理工作的满意程度进行评估，以满意度来评估心理护理效果。

（吴一玲）

第二节　支持性心理治疗

一、支持性心理治疗的概念

支持性心理治疗（supportive psychotherapy）也称一般性心理治疗，是治疗者与患者在建立良好关系的基础上，运用解释、鼓励、保证、指导等各种支持方法，发挥患者的潜在资源和能力，帮助治疗对象度过危机、应付困境，以较有效的方式去处理所面对的困难或挫折。支持性心理治疗的目的不是帮助患者了解自己潜在的心理因素或动机，而在于支持协助患者去适应现实环境，故称支持性心理治疗。支持性心理治疗是临床最常用的心理治疗方法之一，操作简单，无须特殊设备，容易掌握和应用。

二、支持性心理治疗的基本理论

人的一生要应对许许多多的应激事件，如亲人亡故、患病、失恋、离婚、高考落榜、经济状况恶化、人际关系紧张等。个体在面对应激事件时，如果应对适当可以给个体以振奋，增强活力，促使个体更好地适应社会；如果应对失当或应对能力不足将给个体带来痛苦和烦恼，引起社会适应不良和躯体不良反应，使机体由功能性变化逐渐发展到器质性病理变化，最终引起疾病。当个体适应不良时就需要外界提供帮助，如理解、同情、关心、鼓励和支持，以缓解痛苦，激发斗志，平衡心理，顺利渡过难关。支持疗法就是采用不同的治疗技术和手段，给个体以不同形式的支持，以满足心理需求，改善情绪，帮助适应所面临的各种应激事件。

三、支持疗法的主要方法

1.耐心倾听　心理治疗的首要技巧就是能耐心地倾听患者的述说，充分了解病情，这也是和患者建立良好关系的基础。治疗者一方面要保持客观的立场，同时要能以"同理心"的心态听取并理解患者的处境。治疗者能让患者倾诉内心的痛苦与烦恼，具有情感的"宣泄作用"。倾诉之后，也就是患者把自己的情绪变成语言叙述出来，自己对事情往往有了全面的认识，更能比较客观地、理性地看待事情，情绪自然也能平静许多。

2.解释指导　这是支持性心理治疗最基本的方法。这种方法主要是向治疗对象说明道理，讲清问题的原因、性质、程度、处理方案及预后等，从而帮助他们解除顾虑，缓解或消除紧张、焦虑情绪，树立信心，积极主动地配合治疗。

3.安慰鼓励　当治疗对象由于某种原因而情绪低落、自责自卑，甚至悲观绝望、对生活丧失信心时，可以不失时机地给予鼓励安慰，矫正其对人生价值的认识，帮助他们振作精神，增强信心，增强应付各种危机的能力，以便更好地适应社会。

4.支持保证　许多治疗对象往往将自身的问题看得过分严重,有时甚至怀疑自己患了绝症,心理极度失衡。对这种情况,治疗者应以充分的事实为依据,用充满信心的态度和坚定的语气,向他们提出适度的保证,以消除其紧张与焦虑情绪,客观对待自身问题。

5.教育疏导　心理治疗的本身就含有教育的意义,某些心理问题常常是由于治疗对象的无知或偏见引起的。如对手淫、梦遗等现象的错误认识而出现恐惧、内疚、紧张、焦虑,久而久之形成神经症。对此,治疗者应及时进行心理卫生知识的宣传教育,矫正其认知,消除顾虑,培养良好的生活习惯,这样可使问题迎刃而解。

四、支持疗法的适应证

支持疗法并不局限于有明显心理障碍者,对日常生活中所遇到的各种不愉快事件、社会方方面面的困惑等,都可以通过支持性心理治疗得到解决,如突然遭受亲人意外亡故、婚姻破裂、事业受挫、自然灾害等严重的紧张性应激事件者、个性脆弱或心理发育未成熟者、环境适应能力较差者、各种严重精神障碍恢复期者等。

(吴一玲)

第三节　精神分析治疗

一、精神分析疗法的概念

精神分析疗法(psychoanalytic therapy)指的是建立在精神分析理论基础上的心理治疗方法,聚焦于对来访者的无意识心理过程进行分析,探讨这些无意识因素是如何影响来访者目前的关系、行为模式和心理状态的,帮助来访者更好地应对当下的生活。精神分析疗法在19世纪末20世纪初由奥地利精神病医师弗洛伊德(S. Freud,1856—1939)创设的。

二、精神分析疗法的基本理论

1.心理结构理论　弗洛伊德将人的心理活动分为意识、前意识、潜意识三个层次,并形象地比喻为漂浮在大海上的一座冰山(见图7-1)。

(1)意识(conscious)　是人们当前能够注意到并正在进行的那一部分心理活动,如感知觉、思维、情绪等,以及能够感知的内、外界的各种刺激。它相当于冰山在海平面以上的部分。

(2)前意识(preconscious)　是人们当前未注意到,但经提醒或集中精力回忆能够进入意识领域的心理活动。它是介于意识和潜意识之间的过渡部分,担负着"稽察者"的任务。它相当于紧靠海平面下的部分,随着海浪的起伏时隐时现。

(3)潜意识(unconscious)　又称无意识,是指不能被个体觉察的那一部分心理活动。其内容主要是不符合社会伦理道德的各种本能的冲动和被压抑的原始欲望。它相当于冰山处于海平面以下的部分。

人们的心理活动在意识、前意识和潜意识之间保持着一种动态平衡。潜意识中的各种

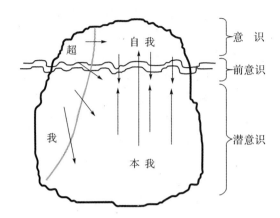

图 7-1　精神分析结构示意图

本能冲动或欲望一直都在积极活动之中,并力争在意识的行为中得以表现。但因其是客观现实、道德理智所不能容许的欲望和观念,所以当其出现时就会在意识中唤起焦虑、羞耻感和罪恶感等,引起心理、生理或行为的异常变化。

2. 人格结构理论　弗洛伊德认为人格结构由本我、自我、超我三部分组成(图 7-1)。

(1)本我(id)　是与生俱来的代表人们原始生物性的本能部分,存在于潜意识的深处,其活动纯粹由生物冲动(饥、渴、睡眠等)所驱使,按"快乐原则"行事。

(2)自我(ego)　是随着个体成长,与外部客观存在逐渐接触而形成的部分。自我主要是寻求本我的冲动、欲望等在不违反超我的情况下为本我服务。它遵循的是"现实原则"。

(3)超我(superego)　超我是社会道德和价值观内化的表现,由良心和自我理想组成,是伦理道德的维护者。超我一旦形成,就会要求自我按社会可接受的方式去行事,其遵循的是"道德原则"。

在人格结构中,"自我"是在"本我"和"超我"之间起协调作用,使两者保持平衡。一旦"本我"和"超我"之间的矛盾冲突达到"自我"不能调节的程度时,就会以某种病理形式表现出来,导致病态行为和精神障碍。

3. 性心理发展理论　弗洛伊德认为人的性本能是心理活动的能量来源之一,在个体心理发展的每一个阶段都起着重要作用,并根据性本能在个性心理发展阶段的不同作用,将个性心理发展分为 5 个时期(见表 7-1)。

表 7-1　弗洛伊德的性心理发展时期表

性心理发展期	年龄	主要表现
口腔期	0~1 岁	主要从口腔部位的刺激中获得快感
肛门期	1~3 岁	主要从自主控制和排泄大小便中获得快感
性器期	3~6 岁	主要从对性器官的刺激中得到快乐,喜欢触摸性器官,注意两性间差别
潜伏期	6~12 岁	兴趣从自身转向外界,从丰富多彩的学习、游戏、交友活动中获得快乐
两性期	12 岁以后	性需求转向异性,开始有性意识、家庭意识,进入成熟的两性性爱阶段

每个时期的经历,尤其是前三个时期的经历,会直接影响着人格的形成。在这三个时

期,如果对个体行为过分限制,会导致个体在需求上未能获得满足,而产生发展迟滞现象,称固着作用。在口腔期,儿童的吸吮活动得不到满足,长大后易形成"口腔期人格",在行为上表现贪吃、酗酒、吸烟、咬指甲,以及一些与咬有关的象征性行为,如:挖苦、讥笑、讽刺、荒唐等;在肛门期,大小便卫生习惯的养成是个关键,若管制过严,则形成肛门期固着,成人后形成"肛门期人格",生理上有便秘现象,行为表现上有吝啬、小气、整洁以及至善主义倾向;在性器期,男孩会出现"恋母"情结,即喜欢自己的母亲而嫉妒父亲,他以父亲而自居,模仿父亲的种种行为,形成男性的性别行为,若不能以正常的自居方式去解决矛盾,成人后便会发生各种性变态。因此,儿童的早年环境、早期经历对其成年后的人格起着至关重要的作用。许多成人的变态心理、心理冲突都可追溯到童年期的创伤性经历和压抑的情结。

三、精神分析疗法的主要方法

精神分析疗法是在心理动力理论的指导下,通过自由联想、释梦等方式,挖掘压抑在治疗对象潜意识中的症结,经疏导后使治疗对象重新认识自己,从而改变原有的行为方式,达到治疗目的。

1. 自由联想　弗洛伊德认为,浮现在脑海中的任何东西都不是无缘无故的,都是有一定因果关系的,借此可挖掘出潜意识中的症结所在。此疗法要求治疗者毫无选择、不予修饰地说出头脑中的一切事物,不论其如何微不足道、荒诞不经、有伤大雅,都要如实报告出来。治疗者则将治疗对象所报告的材料加以分析,找出压抑在潜意识内的致病症结和矛盾冲突,并带到意识领域,使患者对此有所领悟,从而重新构建现实性的健康心理。

治疗时治疗对象取舒适的体位,如半躺或靠在沙发椅上,使其完全放松。治疗者坐于治疗对象的斜后方,避免目光的直接接触,以减轻治疗对象的紧张情绪,有利于其任意想象、体验、回忆及思考。在治疗过程中,治疗者应注意倾听治疗对象的每一句话,并尽可能少干扰治疗对象的思维,杜绝意外干扰等。

2. 释梦　弗洛伊德认为梦境内容与三个因素有关:①睡眠时躯体受到的刺激,如房间太热,则梦到家中失火;②日间活动的延续,如看恐怖电影后做的噩梦;③潜意识内容的反映。当人睡眠时前意识的控制减弱,潜意识的欲望乘机向外表现,由于自我防御仍处于一定的状态,所以这些欲望必须通过凝缩、置换、象征、投射、变形和再修饰等乔装后才可以进入意识成为梦象。因此,以潜意识内容所形成的梦具有"显梦"与"潜意"两部分,前者指梦境中所显示的内容,后者指这些梦境内容所代表的潜意识含义。"潜意"的含义梦者是不知道的,需经过治疗者的分析和解释才能了解。治疗者对梦的解释和分析就是要把显梦的重重化装层层揭开,由显梦寻求其潜意,以期发现这些象征的真谛。

3. 移情　在治疗过程中,治疗对象往往会把治疗者当成是过去心理冲突中的某一对象,将自己的情感活动转移或宣泄到治疗者身上,这种现象称为移情。移情有正性的、友爱的,也有负性的、敌对的,但移情都不是真实的情景。如对父母具有潜意识怨恨的治疗对象,可能对治疗者渐渐产生怨恨,将治疗者当成了其父母的替身。当治疗对象出现移情时,便有机会重新"经历"往日的情感和潜意识冲突。此时,治疗者可以通过对移情关系的解释,帮助治疗对象反省自己,并最终解决潜意识冲突。

4. 解释　就是治疗者根据心理分析的理论及个人经验,对已获得的患者的感受、想法和

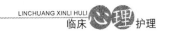

行为等资料进整理、分析,把它的无意识意义或者根源联结起来,用通俗易懂的语言讲述给患者,帮助者探索自己、认识自己、改变自己,以比较成熟的态度及行为去面对生活。一般而言,只有在无意识题材将浮现在意识层面,且因此得以被患者察觉时,治疗师才能给予解释。解释的内容中被患者理解和接受才会产生治疗作用。

四、精神分析疗法的适应证

该疗法多应用于各类神经症患者和心身疾病的某些症状等。

 知识链接

神经病和精神病是同一回事吗

在日常生活中,人们开玩笑或者骂人时经常使用"神经病"这个词。其实,人们心里想表达的往往是"精神病"的含义,神经病和精神病两者有很大的区别。精神病是各种因素作用下引起大脑高级神经活动严重障碍的疾病,常常表现为认识、情感、意志和行为的反常,如精神分裂症;神经病指神经系统发生的器质性疾病,临床常表现为感觉、运动和反射的障碍,常表现为意识障碍、失语、瘫痪、抽搐、麻木、疼痛、大小便障碍等,如小儿麻痹症、脑血管疾病、癫痫等。

第四节　行为疗法

一、行为疗法的概念

行为疗法(behavior therapy)是根据行为主义的理论,对个体进行训练,达到矫正不良行为的一类治疗方法。行为主义理论由美国心理学家华生(J. Watson,1878—1958)于1913年创立,并在心理学发展史上占有重要地位,被誉为现代心理学的第二势力。

二、行为疗法的基本理论

行为主义理论的核心要点是人的行为都是在后天环境中通过学习获得的。主要有三种学习方式:

(一)经典条件反射

俄罗斯生理学家巴甫洛夫通过实验证明,非条件反射与无关刺激反复多次结合,可使无关刺激和反应之间建立联系形成条件反射。形成的条件反射如果长期得不到强化,又会逐渐消退。如狗进食时分泌唾液,这是非条件反射,铃声是无关刺激。每当进食前都给以铃声,多次反复后,狗就学会对铃声产生反应,即听见铃声不出现食物,狗也会分泌唾液,这样铃声作为"条件"刺激引起了条件反射。如果给铃声不给食物,随着次数的增加,已形成的条件反射就会逐渐消退,即唾液分泌逐渐减少以至停止。

（二）操作性条件反射

操作性条件反射是由美国心理学家斯金纳(B. F. Skinner)提出的。他通过著名的"斯金纳箱"实验证明，行为的结果是奖励性的，则该行为的发生频率倾向增加，称正强化；反之，则该行为的发生频率倾向减少，称负强化。实验是将一只饥饿小鼠放入一个有特殊装置的箱内，它在里面乱跑乱碰、自由探索，偶尔一次因碰到装置的杠杆而获得了食物。此后小鼠按压杠杆的频率越来越多，即学会了压杠杆来获取食物的行为。此行为的学习属操作性条件反射。

（三）观察学习

班杜拉(A. Bandrua)在其著名的玩偶实验中证明，人类不仅能通过经典条件反射、操作性条件反射学习新的行为，而且能通过观察、模仿他人学习新的行为。其实验是让两组儿童分别观察成人的两种行为：与玩偶安静相处或攻击玩偶。结果观看成人攻击玩偶组的儿童大多出现了攻击行为，并准确地模仿了大人的攻击行为，而另一组儿童则很少出现攻击行为。班都拉认为人类的大量行为来自观察学习，所以"近朱者赤，近墨者黑"，树立良好的榜样是形成和改善人们行为的有效手段。

行为主义学派认为，人类不良行为（偏离正常的或变态的行为）与正常行为一样，都是通过学习得来的。因此，应用学习原理通过再学习可达到对不良行为进行矫正治疗的目的。

三、行为疗法的主要方法

（一）系统脱敏法(systematic desensitization)

该方法是将导致不良行为的直接因素，按一定的治疗程序与患者接触，使不良行为在这种条件下逐渐减弱，直至消除。具体程序如下：

1. 建立反应等级　首先，评定主观不适单位(SUD)，即对某一刺激源的不适程度。例如，患者对某一事件产生情绪极度恐慌或焦虑时评为最高级别，心情平静没有恐怖或焦虑时评为最低级别。两者之间不同的情绪状态，按其主观不适程度可评为最高级别与最低级别之间的相应级别。其次，设计不适层次表，即按 SUD 由小到大的顺序排列成表。

2. 放松训练　在一个安静、光线柔和、舒适的房间，让患者坐靠在沙发或靠背椅子上，双臂放在扶手上，呈随意舒适状态，并按一定指令进行肌肉松弛训练。

3. 脱敏治疗　在完成以上治疗程序后，即进入系统脱敏治疗。系统脱敏疗法要求患者在完全松弛的状态下进行，并按以下步骤进行：①想象脱敏。让患者在肌肉松弛的状态下，从最低级别开始，想象引起主观不适的情境，并用手指示意主观不适单位。如果在想象不适情境时，肌肉可保持松弛并且没有不适感觉，就进入高一级别的想象。如果在想象时出现了不适感觉则应尽量忍耐，不允许有回避或停止行为产生，并同时进行肌肉放松训练予以对抗，直至完成最高级别想象。②实地脱敏。想象脱敏结束后，进行实地脱敏。两者过程相同，不同的是前者以想象进行脱敏，后者是以真实的情境进行脱敏。

（二）冲击疗法(flooding therapy)

又称满灌疗法、快速脱敏疗法。该方法是让患者直接接触最高级别的不适情境，并坚持到主观不适感觉消失。该疗法与系统脱敏法相比，系统脱敏疗效好，治愈程序设计合理，但方法复杂，且疗程较长；而冲击疗法只要患者合作，可在几天、几周内取得满意的疗效。

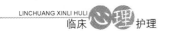

冲击疗法按以下程序进行：①确定明确的治疗目标。与患者详细面谈，找出引起其主观不适的刺激源。②向患者讲明治疗的方法、目的、意义和注意事项，树立其战胜疾病的信心。③每次治疗结束，要布置家庭作业，谈自己的感受及存在的问题，以利于下次有针对性的治疗。④学会肌肉松弛训练方法，必要时在实施治疗期间使用。

（三）厌恶疗法（aversion therapy）

该疗法是运用惩罚性的刺激，以达到不良行为减少或消除的目的。临床上常用的惩罚性刺激有：①电击厌恶疗法。将患者的习惯性不良行为与一定强度的电击结合在一起，一旦这一行为在想象中出现或表现出来就给予电击。如露阴癖患者头脑中出现暴露阴部的观念或出现露阴行为时，就电击患者，重复多次后，可减轻或消除这种性变态行为。②药物厌恶疗法。当患者出现不良行为或欲望时，给予催吐药物，使其产生呕吐反应，从而使不良行为或欲望逐渐消失。如酗酒者，当其饮酒的欲望出现时，立即皮下注射阿扑吗啡，半个小时后让患者闻酒味或饮酒一杯，使其产生呕吐反应，如此每日 1 次或隔日 1 次，连续 10～30 次后，就形成了对酒的呕吐反射，从而达到戒酒的目的。由于厌恶疗法是一种惩罚性的治疗手段，因此临床运用应在严格控制下进行，并取得患者的同意。

（四）强化疗法（reinforcement therapy）

又称操作性行为疗法，是应用各种强化手段以增加某些适应性行为，减弱或消除某些不良行为的心理治疗方法。如 Kolenberg 曾应用代币强化技术矫正人们乱扔垃圾的不良行为。他对公园里的游人乱扔垃圾的情况进行了 8 天的观察，结果是游园者将垃圾扔进箱子的次数为 723 人次。然后用代币强化技术进行干预，对前来扔垃圾的游人发给一张证券，游人可持一定数量的证券在公园指定的商店里换取汽水之类的东西。结果游人将垃圾全部扔进了垃圾箱。常用的强化技术有：行为塑造技术；代币强化技术；消退技术；渐隐技术；内隐强化技术等。

（五）放松疗法（relaxation therapy）

又称松弛训练，是指通过一定的肌肉松弛训练程序，有意识地控制自己的心理生理活动，降低唤醒水平，改善心理功能的紊乱状态，达到治疗疾病的作用。经过放松训练之后，一般都会感到头脑清醒、心情平静、精力充沛。长期坚持可改善个体的记忆力、提高学习能力、稳定情绪、改善认知功能、陶冶情操、改善个性弱点、消除心理行为障碍，以保持心理和躯体健康。

（六）生物反馈疗法（biofeedback therapy）

生物反馈疗法是利用现代电子仪器，使通常人们不能察觉的内脏生理功能（如血压、心率、脉搏、生物电活动等）个体能察觉到的信号显示出来，以帮助个体自我控制和调节活动，从而达到治疗的目的。大量的临床实验表明，皮层下中枢（边缘系统、下丘脑），既有调节情绪也有调节内脏功能的作用，而具有意识活动的大脑皮层与皮层下中枢有着丰富的神经连接。因此通过一定的训练，使情绪及内脏活动置于意识控制之下，可以建立新的适应性行为，达到治疗目的。常用的治疗仪器有：肌电生物反馈仪；皮肤电反馈仪；皮肤温度反馈仪；脑电生物反馈；胃酸反馈仪；心率、血压反馈仪等。生物反馈治疗每周 2 次，每次在进餐后 30 分钟进行，5 周为一疗程。

四、行为疗法的适应证

行为疗法的适应证广泛，主要有：神经症，如强迫症、恐惧症、焦虑症等；成瘾，如药瘾、毒瘾、酒依赖等；人格障碍的适应不良性行为，如反社会行为、怪癖行为等；儿童或成人的各种不良行为，如遗尿、口吃、赌博、吸烟等；心身疾病，如高血压病、冠状动脉粥样硬化性心脏病、哮喘病、偏头痛及神经性厌食等。

（吴一玲）

第五节　认知疗法

一、认知疗法的概念

认知疗法又称认知性心理治疗（cognitive therapy），是建立在认知理论基础上的以改变或重建患者认知为目标的一类心理治疗方法。认知理论是由美国心理学家奈瑟（U. Neisser）在对许多学者的研究结果进行了总结，于1967年撰写出《认知心理学》一书，从而明确了认知心理学作为一种学说的诞生。认知理论是当今心理学研究的主流之一。治疗的重点是认知上的修正，故称为认知治疗。

二、认知疗法的基本理论

认知理论认为，人是对信息进行处理的加工者，是一种具有丰富的内在资源，并能利用这些资源与周围环境发生相互作用的、积极的有机体。因各种刺激所引起的反应，首先通过认知过程对信息进行选择、评价和解释，然后再进一步影响人的外部反应。由此，认知理论提出了 S-C-R 公式。公式中的 S 代表现实世界中可以起刺激作用的所有成分，如事件、情境、人际关系以及自己的行为等。C 代表个体对 S 的选择、评价和解释所产生的观点、信念、动机等。R 代表个体的情绪、行为等反应。该理论认为引起反应 R 的直接原因不是刺激 S，而是 S-R 之间存在的 C。外界的各种信息通过感官传递到大脑，并与大脑中贮藏的原有经验、个人的人格结构结合，通过选择、整合、判断、推理等过程，从而对这些信息做出评价与解释，最后得出结论。通过这一过程，个体可以对他人、自己以及周围世界的各种事物做出评价和解释，并从中产生各种观念，正是这些认知观念决定了个体的情绪和行为反应。由于认知模式、认知结构的差异，使一些个体在认知过程中采取歪曲的、不合理的、消极的思维方式和个体所原有的错误经验，从而产生了非逻辑的、非理性的认知观念，导致了情绪困扰和行为障碍。认知疗法的核心就是应用各种方法，对这一过程中所产生的错误认知观念加以改变，从而达到治疗目的。

三、认知疗法的主要方法

认知疗法包括：理性情绪疗法、贝克认知疗法、自我指导训练疗法等。

（一）理性情绪疗法

由认知治疗家艾利斯（A. Ellis）于20世纪50年代创立。其理论核心是 ABC 理论：A

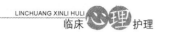

(activating)代表刺激性事件(诱发事件);B(belief)代表个体对这一事件的解释和评价;C(consequence)代表继事件后出现的情绪反应和行为结果。人们往往错误地把情绪不良的原因归咎于A,而忽略了起直接作用的B。当个体按照不合理的、非理性的观念去行动时,就会产生不良情绪;控制和矫正了非理性的观念就会使不良的情绪消失。

 知识链接

非理性观念的特征

要求绝对化:指从自己的意愿出发,对某一事物抱有其必定会发生或不会发生信念,这种信念通常与"必须"、"应该"这类词语连在一起,如"我必须成功,不许失败","我必须事事都比别人强"等。

过分概括化:是一种以偏概全的思维方式,如认为自己"一无是处"、"蠢货"等,以自己做的某件事或某几件事的结果来评价自己的价值。

糟糕至极:指如果一件不好的事发生,将是非常可怕的甚至是灾难性的。

这种非理性的思维方式会导致个体陷入极度不良的情绪体验之中,如自责、自罪、消极、抑郁、悲观、绝望、焦虑及耻辱等。

理性情绪疗法的治疗步骤:①诊断阶段。以理解、关注、尊重、同情的态度与患者交谈,努力帮助患者建立自信心,与患者建立良好的工作关系,探索患者所关心的问题,确定其非理性信念、不适当的情绪反应和行为方式。②领悟阶段。协助患者认识其不适当的情绪反应及行为模式出现的原因,指出这些情绪反应及行为模式应由患者本人负责,由患者的非理性信念所致。③沟通阶段。针对患者的非理性信念,使其认识到非理性信念是不现实的、无根据的、不合逻辑的,由非理性信念所产生的情绪反应、行为模式也是不适当的,使其分清理性与非理性信念的界限,以理性信念取代非理性信念。④再教育阶段。帮助患者摆脱原有的不合理信念及思维方式,同时探索与症状有关的其他不合理信念,与这些信念进行辩论,使其在治疗中学习到的合理思维方式得到强化。摒弃那些非理性信念,以理性信念面对现实生活。

在合理情绪疗法的整个治疗程序中,与非理性信念的辩论方法是治疗的主要方法。因辩论一词的英文字头是D(disputing),治疗效果一词英文字头是E(effects),加入这两个字母,合理情绪疗法的整个治疗模式就成了ABCDE了。

(二)贝克认知疗法

由美国著名的认知治疗家贝克(A. T. Beck)于20世纪70年代创立的。贝克认为,情绪障碍是由认知歪曲而导致的,可以通过认知转变技术来改变患者的认知方式,从而取得疗效。

在建立良好的医患关系和取得患者信任的基础上进行治疗,其步骤如下:①明确问题。治疗者明确告知患者认知疗法的原理、方法以及采用认知疗法的理由,帮助患者建立自助的态度,积极参与治疗过程,保证与治疗者的全面合作,同时把患者引到某个特定的问题范围内,要求患者集中注意那些具体的问题和可以观察到的事实,并对其进行体验和反省,识别表层和深层的错误观念所在。②检验错误观念。这是认知疗法的核心,设计严格的检验方法,对于表层错误观念多通过具体的情境进行检验,而深层错误观念往往表现为一些抽象的与自我概念有关的命题,需要使用一些逻辑水平更高,更抽象的盘问和想象技术进行检验。③配合行为矫正技术。认知理论认为,认知过程决定情绪、行为的产生,同时情绪、行为的改变也可以引起认知的改变。认知和情绪、行为的这种相互作用关系在患者身上常常表现一种恶性循环。因此在认知治疗中,治疗者常常通过行为矫正技术来改变不合理的认知观念,只是这种技术不是仅仅针对行为本身,而是时刻把它同患者的认知过程联系起来,并努力在两者之间建立起一种良性循环的过程。④巩固新观念。就是以布置家庭作业的方式给患者提出某些相应的任务,使新建立的观念不断得以强化。

(三)自我指导训练

自我指导训练是一种认知、行为结合的治疗方法,用于对抗适应不良性认知。不良认知常引起情绪障碍,如抑郁、焦虑等。此时可有意识地采用另一种思想去对抗、辩论,即教会患者进行自我说服。例如,焦虑患者若在心跳加快时产生"我将发生心脏病"想法,此时就可训练患者重复"心跳加快是应激正常反应"的想法,这就是一种自我指导训练。治疗者要帮助患者弄清问题,指出不正确的想法及其对其情绪、行为的影响,帮助患者找到另一种更适当的说明。

四、认知疗法的适应证

该疗法主要适用于:抑郁障碍、焦虑障碍、进食障碍、睡眠障碍、人格障碍、性功能障碍、自杀及自杀企图、强迫症、成瘾问题、心身疾病、各种社会冲突、各种不良行为等。

 知识链接

常见认知歪曲的形式

非黑即白:看问题走极端,非此即彼,如果言行未达完美,就视为失败。**选择性概括**:根据个别细节而不管其他情况即对整个事件作出结论,把一次偶然的消极事件看成是永远失败的象征。**任意推断**:指缺乏事实根据,草率地下结论。**过度引申**:指在一个小小事物的基础上作出关于整个人生价值的结论。**夸大或缩小**:指过分夸大自己的失误、缺陷的重要性,而贬抑自己的成绩或优点。

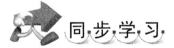 同步学习

1.下列不属于心理护理程序的是 （　　）
　　A.心理护理计划制订　　　　　　　　B.心理护理评估
　　C.心理护理检查　　　　　　　　　　D.心理护理效果评价
2.非理性的观念的特征不包括 （　　）
　　A.要求绝对化　　　B.过分概括化　　　　C.黑白颠倒　　　　D.糟糕至极

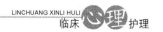

3. 行为疗法的适应证不包括　　　　　　　　　　　　　　　　　　（　　）

  A. 神经症　　　　　　　　　　　　　　B. 精神分裂症

  C. 儿童或成人的各种不良行为　　　　　D. 成瘾

4. 精神分析疗法的主要方法不包括　　　　　　　　　　　　　　　（　　）

  A. 自由联想　　　　B. 释梦　　　　C. 移情　　　　D. 保证

5. 心理护理的原则不包括　　　　　　　　　　　　　　　　　　　（　　）

  A. 交流原则　　　　B. 服务性原则　　　　C. 针对性原则　　　　D. 自我护理的原则

6. 系统脱敏法的基本步骤中不包括　　　　　　　　　　　　　　　（　　）

  A. 学习放松技巧　　　　B. 签订咨询协议　　　　C. 建构焦虑等级　　　　D. 逐级系统脱敏

7. 冲击疗法的另一名称是　　　　　　　　　　　　　　　　　　　（　　）

  A. 满灌疗法　　　　B. 现实疗法　　　　C. 系统疗法　　　　D. 想象疗法

8. 下例说法中不符合弗洛伊德关于"人格结构"的表述的是　　　　（　　）

  A. 人格结构由潜意识、前意识和意识构成

  B. 本我按"快乐原则"活动

  C. 自我按"现实原则"活动

  D. 超我按"道德原则"活动

9. 冲击疗法准备工作的第一步是　　　　　　　　　　　　　　　（　　）

  A. 决定治疗场地　　　　B. 确定刺激物　　　　C. 商定实施程序　　　　D. 进行心理测量

10. 厌恶疗法的基本原理是　　　　　　　　　　　　　　　　　　（　　）

  A. 经典性条件反射　　　　　　　　　B. 操作性条件反射

  C. 模仿学习　　　　　　　　　　　　D. 顿悟

11. 厌恶疗法的基本程序不包括　　　　　　　　　　　　　　　　（　　）

  A. 确定靶症状　　　　　　　　　　　B. 厌恶刺激后给予正强化

  C. 选用厌恶刺激　　　　　　　　　　D. 把握时机实施厌恶刺激

12. 生物反馈法源于　　　　　　　　　　　　　　　　　　　　　（　　）

  A. 社会学习理论　　　　　　　　　　B. 生物医学技术

  C. 信息论中的反馈原理　　　　　　　D. 动物内脏条件反射实验

13. 认知理论提出的 S-C-R 公式中 C 代表　　　　　　　　　　　（　　）

  A. 现实世界中可以起刺激作用的所有成分

  B. 个体对 S 的选择、评价和解释所产生的观点、信念、动机

  C. 个体的情绪、行为等反应

  D. 事件、情境、人际关系以及自己的行为

14. 认知疗法的主要方法不包括　　　　　　　　　　　　　　　　（　　）

  A. 理性情绪疗法　　　　B. 贝克认知疗法　　　　C. 自我指导训练疗法　　　　D. 厌恶疗法

15. 理性情绪疗法其理论核心是 ABC 理论,其中 B 代表　　　　　（　　）

  A. 刺激性事件(诱发事件)

  B. 个体对这一事件的解释和评价

  C. 继事件后出现的情绪反应和行为结果

D.事件、情境、人际关系以及自己的行为

16.下例哪种不是行为疗法的具体技术 　　　　　　　　　　　　　　（　　）

 A.系统脱敏疗法　　B.厌恶疗法　　　　　C.暴露疗法　　　　　D.焦点短程治疗

17.弗洛伊德认为,(　　)是正常心理活动的基础。

 A.自我的力量足够强大

 B.本我自我和超我三者达到力量平衡

 C.意识活动成为心理活动的主要成分

 D.潜意识活动成为心理活动重要成分

18.经典精神分析的发展观点认为,性器期在 　　　　　　　　　　　　（　　）

 A. 0～1 岁左右　　B.3～6 岁　　　　　C. 12 岁以后　　　　D.1～3 岁

19.理性情绪疗法的治疗步骤依次是 　　　　　　　　　　　　　　　　（　　）

 A.诊断阶段－领悟阶段－沟通阶段－再教育阶段

 B.诊断阶段－沟通阶段－领悟阶段－再教育阶段

 C.沟通阶段－诊断阶段－领悟阶段－再教育阶段

 D.沟通阶段－领悟阶段－诊断阶段－再教育阶段

20.贝克认知疗法的治疗步骤不包括 　　　　　　　　　　　　　　　　（　　）

 A.检验错误观念　　B.明确问题　　　　　C.教育阶段　　　　D.巩固新观念

(吴一玲)

第八章　躯体疾病患者的心理
特征与心理护理

1. 掌握门诊,急、危、重症,儿童,慢性病,传染病,手术,药物治疗,器官移植,癌症,意外创伤患者的心理护理措施。
2. 熟悉门诊,急、危、重症,儿童,慢性病,传染病,手术,药物治疗,器官移植,癌症,意外创伤患者的常见心理特征。
3. 了解门诊,急、危、重症,儿童,慢性病,传染病,手术,药物治疗,器官移植,癌症,意外创伤患者心理反应的原因。

第一节　门诊患者的心理特征与心理护理

门诊是医院面对患者的首要窗口,也是医疗工作的第一线。由于就诊数量大、病情复杂,患者个人素质、经济状况、环境等因素影响,心理反应也不尽相同。随着现代护理模式的转变,护理服务的对象日趋扩大,要做到让每位患者都满意很难,但是患者一旦对服务过程中的某一方面不满,就可能导致他们全盘否定整个医疗过程,这就要求门诊不仅仅对患者进行病理护理,还要对其做好心理护理和抚慰,把握门诊患者不同的心理特征,并根据其不同的心理需要,提供个性化、系统化、规范化和有针对性的心理护理,这对提高医护工作质量和效果具有重要作用,同时也是检验门诊护士素质及护理工作绩效的一个重要标志。

心理特征

目前各医院门诊患者种类多,特别是综合性医院,人员复杂,前来医院门诊的疾病状况不一,心理状况差异也较大,门诊患者常见的心理特征有:

一、陌生、恐惧心理

门诊患者患病后心情已经很低落、恐惧,随着社会的转型,经济的发展,各级医院都有扩建,门诊分布越来越细,一些检查科室相对不集中,对患者来讲就显得有些复杂,而且门诊患者特别是首次就诊的患者对医院的环境不熟悉,就诊程序不了解,这样门诊患者对医院就会产生陌生、恐惧的心理。

二、焦虑、烦躁的心态

患者在一系列诊疗过程中，由于科室和专业的细化，常常要往返多个部门和诊室。门诊患者一般都有求治心切、尽快办理就诊手续、尽早明确诊断的心理，如多次往返，就易焦急烦躁甚至情绪失控，极易引发医患间的冲突，甚至酿成恶性事件也不胜枚举。

三、求快择医的心理

门诊患者来院就诊时对医院的期望值很高，希望到医院后能在最短的时间内完成就医；希望为自己诊疗的医生是医术精湛的专家；认为到医院后马上能收到立竿见影的治疗效果；期望医生的诊疗及时准确、药到病除，护士打针输液"一针见血"，对所有检查总希望一次就有明确诊断。

四、心存疑虑的心态

近些年，由于患者医疗知识的普及和维权意识的增强，再加上一些医患纠纷的新闻报道，使得患者对医务人员的信任度有所下降。有些患者就诊时希望得到医生的治疗，又对医生的能力心存疑虑。在治疗过程中如出现与自己预期不一样的效果时，就会对医生的诊疗持怀疑态度。期望医生为其进行全面检查，并给予正确诊疗，对自己患病经过的叙述总担心有遗漏，而误导了医生的诊断，若医生不耐心倾听，便会产生自责和不安心理。尤其是一些有难言之痛的患者，叙述病情遮遮掩掩，而后又叮咛医生保密，希望医生对自己的健康提供安全保障。

五、求全求新求助的心理

这种心理随着医疗保险的普及越来越明显。大多数患者期望通过一次看病就可以解决所有的问题，不管病情是否需要，检查内容越全面越好，诊断方法越先进越好，用药越高级越好。有的患者病情较单纯，诊断已明确，还要求全面体检；有的经一般的检查措施就能确诊，却非要做过所有检查才能放心；有些疾病用常规药物就能获得良效，却要选价格昂贵、疗效尚不稳定的新特药等。在这种求全求新的心态下，医生护士如解释不到位，极易引发医患纠纷。

 临床实例心理护理

一、病历摘要

王某，女性，45 岁，主诉"阴道不规则出血 10 日"来院就诊。患者来院时表现很焦虑，询问门诊护士去哪里挂号、哪个医生好等问题。挂号后在医生办公室来回踱步，不停地询问就诊号码，围观医生诊断，遇到与自己类似症状的患者询问诊疗结果，以探知医生医术情况。医生开出化验单后，又犹豫不决，害怕自己检查出是大病。

二、心理护理

(一)该患者的主要心理问题

该患者为中年女性，该年龄正是家庭、事业的顶梁柱，有着不可替代的作用，同时是一些

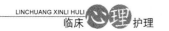

妇科病(妇科肿瘤)的高发年龄,结合这些情况,该患者可能存在的主要心理问题有:陌生、恐惧的心理;焦虑;心存疑虑;求快择医;求全求新求助。

(二)心理护理措施

1. 加强医院管理,营造温馨舒适的就医环境 对于医院的工作,通过5S(知识卡片)的管理模式,能够更好地为患者提供优美的日常诊疗环境。5S管理能够很好地指导门诊的工作,让来院患者与医务人员有一份舒适感,可以提高员工的工作士气及工作效率,也同时会增加医院的和谐气氛。温馨舒适的就医环境,宽敞的诊区,舒适的候诊椅,清新的空气,现代化的电子呼叫系统和液晶电视等措施,能舒缓患者的紧张情绪,使患者在轻松的氛围中候诊。

2. 设置明确就诊流程说明和标志 在各诊区设立鲜明详尽的"就诊须知"、挂号、就诊、交费、取药指示标牌,尽可能减少就诊程序中的往返。如有可能,还可设立"导医"人员,引导、代办就医手续。

3. 建立良好的第一印象 门诊服务护士是第一时间与患者接触的医务工作者,美观整洁的仪表,亲切的微笑与问候,都能创造出宽松和谐的气氛,对患者焦虑、恐惧心理起到安抚作用。护士在施治过程中要讲究语言的技巧,针对不同患者、不同病情、不同心态使用不同的语言表达方式。如安慰、鼓励、劝说、疏导、解释或指令等,使用暗示性语言,通过积极巧妙的暗示,使治疗发挥最好的效用。

4. 开展优质护理服务 医院是人们以健康和生命相托的地方。以优质服务善待患者,是医护人员起码的素质和心理状态。门诊医护人员要加强医护心理学的学习,倡导人性化护理,注意察"言"观色,从不同的患者及家属的眼神中读懂他们的疑虑和病痛,尽最大努力给予满足;预测患者的需求,积极主动地提供服务,解决患者的疑问,从患者的心理活动和行为反应出发,善待每一位患者。

5. 灵活安排就诊,缩小医患间心理距离 门诊患者多,流量大,患者的情况也千差万别,合理、灵活地安排就诊秩序,减少就诊环节,缩小医患间的心理距离,增进医患间、患患间的情感交流和理解,构建和谐医患关系。

6. 提高医护技术水平,赢得患者信任 门诊医护人员必须不断加强专业知识学习,掌握医学全科知识和熟练的操作技能,得到患者心理上的信任和行为上的配合。总之,随着医学模式的转变,心理护理已成为现代医学的重要组成部分。门诊医护人员必须通过提高综合业务素质,优化服务态度,掌握不同患者的心理特征,"因人施护",满足患者心理需要,使患者心情愉快,才能获得最佳治疗效果。

 知识链接

5S 管理

5S管理是丰田公司于20世纪60年代所创立,至今已有近五十年的历史。5S的意思是整理(seiri)、整顿(seiton)、清扫(seisou)、清洁(seiketu)、教育(situke),因为这五个日文语词的首字母均为S,所以就称为5S。

临床实例分析

吴某,女性,50 岁,主诉"发现乳房肿块 2 日"来院就诊。患者母亲因"乳腺癌"转移已于 5 年前去世,发现肿块后患者极度恐惧,速来医院就诊。挂号后焦急等待,埋怨医生看病太慢,不停地询问就诊号码。看病时,主诉很多,反复强调病情节严重性,要求做所有检查。医生开出检查单后,患者又犹豫不决,害怕检查出是癌症。

分析以上病例,回答如下问题:

1. 下列哪些选项不符合该患者的心理特点　　　　　　　　　　　　（　　）

    A. 焦虑、焦躁　　　　　　　　　　　　B. 陌生、恐惧

    C. 绝望　　　　　　　　　　　　　　　D. 求助、期望药到病除

2. 下列不恰当的护理措施是　　　　　　　　　　　　　　　　　　（　　）

    A. 告诉患者这种情况在医院里很常见,不要一直询问

    B. 门诊护士用亲切的微笑和语言引导患者就诊

    C. 预测患者的需求,积极主动地提供服务,解决患者的疑问

    D. 门诊护士向患者做好健康宣教,说明化验的必要性,消除患者的疑虑

（余　静　饶和平）

第二节　急、危、重症患者的心理特征与心理护理

急、危、重症患者是指那些发病急、病情危重因而需要紧急抢救的患者。在医院各科中都会有各种此类患者,如急诊室、ICU、神经内外科等。过去有种错误的观点,认为急危重症患者病势急、危重,护士的任务就是以最佳的技术和最快的速度抢救患者,心理护理被忽视。近十年来,随着急危重护理学的形成和发展,人们越来越认识到对急重症患者也同样需要进行心理护理。因为急重症患者不是面临生命威胁就是遭受躯体伤残,心理正处于高度应激状态。此时,如果进行良好的心理护理,就会缓和其紧张情绪,有助于转危为安。否则,如果在患者心理上高度紧张之时,再加上抢救时的种种劣性刺激,就会加重病情,甚至造成严重后果。

 心理特征

急、危、重症患者因病情危重随时可能致残、致死等预后,心理活动复杂多样,瞬间袭来的巨大刺激可以摧毁一个人的自我应对机制,出现心理异常,恐怖、悲哀、失助、绝望等消极情绪,加速患者的死亡。因此,从患者身心全面康复的角度出发,必须密切关注急、危、重症患者的心理反应。急、危、重症患者常见的心理特征有:

一、情绪冲动

由于起病突然或病情凶险,急、危、重症患者大多伴有情绪冲动、不理智等心理特点。他

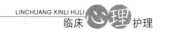
们高度紧张地关注其自身健康问题,对任何自认为有可能影响康复的细节都十分敏感、计较。例如,有的患者及其亲属甚至无视必要的秩序,一味强调自己应优先就诊,动辄与医护人员或其他患者起冲突;有的患者一见到医护人员,就求助般大呼小叫,并伴有纠缠医护人员的行为;有的患者激惹性明显增高,难以自控地计较细微小事,稍不遂愿便乱发脾气。

二、认知狭窄

患急症就医,对许多患者尤其是危重患者,易导致典型的应激反应。在这种较强应激状态下,急、危、重症患者的认知范畴变得比较狭窄,如注意力较多局限于自身病情变化,对周围其他事物的判断很容易出现偏差等。有的患者仅根据主观感受认识周围事物,不是与其他患者盲目攀比,就是认定医护人员对其重视不够或处置不当,甚至发生过激言行等。

三、意志减弱

这种心理活动特点,伴随着急、危、重症患者的健康、认知、情绪等各种变化,几乎在每个患者身上都有不同程度的发生,如独立性下降、依赖性增强、自我约束力减弱等。一向很有主张的人会突然变得犹豫不决、优柔寡断;本身缺乏主见的人更是惊慌失措、乱了方寸。他们较多依赖于高超的医术、现代化设施、先进救治手段等尽快解除病痛,却较少考虑如何发挥自身主观能动性,积极配合医护人员。例如,有的患者对病情及必须反复实施的检查、治疗手段缺乏耐受性,突出地表现为痛阈降低,有些成年人甚至出现孩童般哭闹等退行性幼稚行为;有的患者对周围一些难以排除的干扰性环境刺激过于敏感、反应偏激,他们有时会因各种医疗仪器、设施等发生的嗡嗡响声而焦躁不安、心烦意乱。

四、心理反应复杂、敏感

急、危、重症患者的心理活动还因起病方式、年龄特征、性别差异、个体经历等不同而各具特点。例如,同为急、危、重症患者,急性起病者与慢性病急剧加重者的心理活动特点就有明显差异,表现为急性起病者因环境的陌生,频繁的检查、治疗,无亲人的陪伴,极易产生紧张、焦虑、和恐惧心理,慢性病急剧加重者因失去工作能力、生活无法自理、经济来源或目睹其他患者的临终情景或亡故,而产生孤独、忧郁心理。

在病情严重程度相似的患者中,女性的心理反应较男性复杂、敏感得多;意外受伤致残的患者中,自伤与他伤的不同伤因也使患者的心理反应截然不同等。因此,归纳急、危、重症患者的心理活动特点,既要掌握其共性规律,还要考虑其各类差异,力求在综合分析的基础上,对急、危、重症患者的心理状态作出个体化的准确判断。

 临床实例心理护理

一、病史摘要

患者,男性,51 岁,原有高血压病史 10 余年,不规则服药,最近一年未服药,血压未监测。2013 年 7 月 2 日 17 时 30 分欲起床洗漱准备出门打工,发现右侧肢体活动障碍,讲话口齿欠清,口角歪斜,遂报 120 送入医院急诊科,血压 198/107mmHg,头颅 CT 提示:右侧基底节区出血。收入神经内科住院治疗,住院期间,患者极不配合治疗,脾气暴躁,大吵大闹,自行拔除吸氧管。拒绝原因一:发病突然,患者自认平时身体良好,不可能得"偏瘫"。原因二:经济困难,家中兄弟三人,共同赡养父母双亲,育有一子,现读大学。家庭开支较大,生活条件比较艰苦。原因三:生活状态的改变,病情急性期需要绝对卧床休息、床上大小便,患者从一个家庭主要劳动力突然演变到需要人伺候大小便的重病号,心理上接受不了。

二、心理护理

(一)该患者主要心理特征

1. 急躁易怒　由于病情急、危、重,心理上难以承受,自制能力下降,易产生急躁心理,就诊时稍有不顺,患者就会怨言很多,脾气暴躁,甚至对外采取攻击态度。表现为不与医护人员合作,自行拔除各种导管,甚至大吵大闹;患者因考虑到药费、治疗费与自身经济实力的矛盾,往往会认为收费过高,或因就诊过程中医疗程序的烦琐、不合理导致心烦,或因医护服务不热情而"积怨在心",在这种情况下,护士稍有不慎,就会引发患者的过激言行。

2. 愤怒与敌对　因患者病情处于急性期需要绝对卧床休息、床上大小便,从一个家庭主要劳动力突然演变到需要人伺候大小便的重病号,导致患者自我形象紊乱,容易产生愤怒和敌对情绪。

(二)心理护理措施

急、危、重症患者发病急、病情重、变化快。产生一系列的心理问题,护士应给予合适的护理措施,使之产生积极的正向的遵医行为。

1. 护士应主动、热情接待　提供整洁、安静的就诊环境,通过便捷的服务,使患者有亲切感、信任感和安全感,建立起信任和谐的护患关系,形成良好氛围,尽可能减少患者的不方便以及对医院环境的不熟悉而导致的无安全感。

2. 做好心理疏导　护士在观察病情的同时了解其心理状态,紧紧抓住宣泄疏导这个先决条件,有意识让患者倾诉苦衷,解除急躁易怒情绪。同时尊重、同情患者,在护理上重视用耐心和忍让的态度感化患者,既关心患者病情的发展及生活需求,又不迁就患者,用语言护理艺术,主动、热情、耐心细致地与患者交谈,交谈中给予鼓励安慰,引导其正确对待人生中的挫折,对患者的偏激言行应忍耐切忌争吵,使患者从烦躁易怒、愤怒与敌对的情绪中解脱出来,尽快适应就医环境,使良好的情绪状态与治疗效果同步发展。以积极的心态接受治疗,早日康复。

3. 医护人员应具备较高的业务素质和技术水平　娴熟的技术是消除患者负性心理的一剂良方,它会使患者信任你、相信你、依赖你。医生护士在患者面前要沉着、冷静,动作要敏捷、到位,慌慌张张的行为会让患者以为病情严重,无法救治。

4. 对患者家属应做好心理工作　患者病情急、危、重,家属常表现为惊恐、不知所措、紧张不安、心烦意乱或流泪哭泣、长吁短叹。护士应理解患者家属的心情,在抢救患者的同时要重视家属的心理需求,协调好与家属的关系,从言谈举止上给其适当的安慰和必要的心理辅导,将与患者病情有关的知识,用通俗易懂的语言讲解给患者家属,使其能及早了解与患者疾病有关的信息,消除其不必要的顾虑。对比较镇静有主见的家属,可如实告诉其患者的情况以及准备采用的诊断治疗方案。因患者往往容易接受家属的意见,因此医护人员应争

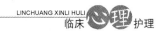
取家属通力合作,让其向患者做好说服解释工作,以便使各项检查治疗顺利进行,从而为救治赢得时间。

 知识链接

"急危重症"为医学术语,通常表示患者所得疾病为某种紧急、濒危的病症,应当尽早进行医学处理,否则可能对患者身体产生重度伤害或导致死亡。一般医院都会为此类患者设有专门的急救室或重症观察治疗室,也称"特护室",配备较好的医疗设备和医护人员,对重症患者进行专门的护理和治疗。

危重症是指临床情况不稳定或潜在不稳定的一个或多个器官与系统功能受累,已经成为或潜在危及生命的疾病或综合征。

危重症患者的心理护理,主要指对处于清醒状态的患者的护理,由于病情危重,神志清醒,多数患者产生焦虑、恐惧、抑郁、依赖等不良心理反应。

临床实例分析

(1~3题共用题干):患者,王某,男性,35岁,江西南昌人,因"车祸致全身多处出血、疼痛2小时"于2013年8月17日急诊入住ICU,入院查体:神志尚清,急性痛苦貌,呼吸急促,30次/分,感胸部紧束,吸气费力,伴有烦躁、焦虑不安,双下肢活动障碍,颜面及全身多处挫伤、流血,血压148/93mmHg,动脉血气分析提示低氧血症,立即予气管插管、机械通气,择期手术治疗。患者曾有两次车祸受伤史。急诊B超、CT提示:右锁骨骨折,右股骨粗隆骨折,右桡骨骨折,创伤性湿肺,左腘窝后动脉断裂。入住ICU期间,患者极不配合治疗,脾气暴躁,吐、咬气管插管,抓扯引流管道,用力扭动脖子,企图解除各种束缚,对医护人员充满敌意。分析该病历,回答以下问题。

1.该患者现在的主要心理问题是什么 　　　　　　　　　　　　　(　)

　A.焦虑　　　　B.恐惧　　　　C.情绪冲动　　　　D.悲观

2.患者心理反应的表现原因为 　　　　　　　　　　　　　　　　(　)

　A.患者突然遭受意外　　　　　　B.自我形象紊乱

　C.家庭经济问题　　　　　　　　D.愤怒与敌对

3.以下做法哪些有助于心理护理 　　　　　　　　　　　　　　　(　)

　A.应首先稳定患者的情绪,增强其战胜疾病的信心

　B.以技术取信患者

　C.及时疏导,耐心解释,提高患者对疾病的认知能力,帮助患者客观地看待自己的病情

　D.护理人员要有较强的责任心、娴熟的操作技术,使患者有安全感,让患者看到康复的希望

(4~5题共用题干):患者,男,29岁,因"醉酒后摔伤致头部出血"1小时入院,查体:神志不清,烦躁,面色苍白,后枕处一5cm×5cm头皮血肿,左眉弓处一不规则创口约4cm,活

动性出血,左耳道活动性出血,双瞳孔等大等圆、3.0mm,恶心、呕吐一次,吐大量胃内容物,颈软,胸部无压痛,腹平软。四肢关节未见明显畸形,T:37.2℃、血压98/61mmHg、心率112次/分。初步诊断:颅底骨折,急性酒精中毒。患者暴躁,有攻击行为,不配合各项检查,要求放弃治疗离院,未联系上其家属。分析该病历,回答以下问题。

4.该患者现在的主要心理问题是什么　　　　　　　　　　　　　　（　　）
　　A.焦虑　　　　　　B.恐惧　　　　　　　C.悲观　　　　　　　D.急躁易怒
5.以下哪些做法有助于心理护理　　　　　　　　　　　　　　　　　（　　）
　　A. 积极协助医生为患者清创缝合治疗
　　B. 尽快联系患者家属
　　C. 及时与患者进行沟通和交流,给予安慰
　　D. 测量生命体征

（邵亚莉　饶和平）

第三节　儿童患者的心理特征与心理护理

由于儿童年龄小,对疾病缺乏一定的认识和了解,加之患病带来的痛苦和住院治疗与父母的分离,从而使儿童患者产生特殊的心理反应,重者可阻碍儿童正常的身心发展,出现发展危机。

 心理特征

不同年龄阶段的儿童患者具有不同的生理、心理特点。因此,护士要针对患儿不同的心理状态采取相应的心理护理措施,对提高疗效、促进患儿心身康复有积极作用。

一、新生儿期患儿的心理特征与心理护理

(一)心理特征

自胎儿娩出、脐带结扎到生后满 28 天称为新生儿期。此期患儿受到打针等疼痛刺激后,皮质下中枢兴奋而影响大脑皮质活动,可产生惊骇、哭叫、全身运动反应。新生儿往往以不同音调的啼哭声表达不同的心理需要,啼哭是新生儿信息交流的方式,希望以此引起成人的注意,来满足其基本生理需要如饥饿、便溺、不适、疼痛等。

(二)心理护理

护理时动作要轻柔,以减轻对患儿的过强刺激而造成不必要的损伤。有经验的护士可从啼哭声中判断新生儿啼哭的原因,给予护理。

二、婴幼儿期患儿的心理特征与心理护理

(一)心理特征

1.母爱被剥夺感　住院患儿无母亲陪伴,会产生母爱被剥夺感。表现为哭闹、烦躁不安、焦虑、孤独、闷闷不语、食欲不振,进而可有消化不良、夜惊、夜尿甚至拒绝治疗。孩子由

于和母亲分离而产生的分离性焦虑,会在孩子心灵上产生悲剧性变化,生长激素分泌减少,生长发育也将受到不良影响。

2.分离性焦虑 患病儿童住院治疗,离开母亲或亲人,会引起极大的情绪反应,首先表现为"分离性焦虑",患儿可出现冷漠、呆板、口吃、吮指甲、尿床等现象。离开父母的年龄越小,造成心理上的紊乱越突出,1岁以内的婴儿正是建立"母子连结"的关键时期,由于住院而剥夺了母爱,可造成患儿心灵上的创伤,常常出现哭闹不止、拒食、睡眠不安等现象。再加上医师护士穿着白色工作服,病室陈设生疏,会加重患儿的焦虑。护士应兼护士与母亲的角色于一身,以爱抚的方式护理患儿,不可因忙于打针、发药、治疗而忽略患儿对情感的需要,多争取时间亲近患儿,尽力满足患儿的生理和心理需求。

 知识链接

婴儿抚触

婴儿抚触即给婴儿进行全身的按摩,可刺激婴儿的淋巴系统,增强抵抗力;增进婴儿睡眠,并改善睡眠质量;帮助平复婴儿情绪,减少哭闹;可以促进母婴之间的情感交流,促进乳汁分泌;另外,还可以通过抚触促进婴儿饮食吸收和激素的分泌,达到增加体重、缓解婴儿胀气、结实肌肉的目的。

3.皮肤饥饿 即渴望相互间的接触和抚摸,这是人类和其他动物所具有的一种天然需要,皮肤饥饿在婴幼儿期表现得更为强烈,他们需要得到经常的爱抚。当他们得到父母的温柔爱抚时,大脑的兴奋抑制趋于协调,情绪安定,疲劳解除,有助于大脑的发育与智力的提高。如果这种需要得不到满足,就会引起食欲不振、发育不良、智力减退、行为失常、人格变态等。有时也会采取其他代替方式,如互相拥挤、碰撞、打闹等以获得这种满足。经观察发现,凡在温暖和谐的家庭或幼儿园长大的孩子,经常得到搂抱和爱抚,孩子表现得天真活泼、性情温和、懂得感情;反之,表现为胆怯忧郁、躁动不安,甚至出现某些神经质表现。幼儿生病时,皮肤饥饿感比平时更强烈。

4.偏食习惯 特别是独生子女,平时易养成偏食和挑食的不良习惯。医院饮食是根据病情和所需营养进行配膳的,患儿开始时对医院饮食不习惯,不愿吃或不吃,特别是对低盐、无盐等治疗饮食常因无滋味而拒绝进食。

(二)心理护理

1.对母爱被剥夺感患儿 应尽量做到不使患儿与母亲分离,建立母亲陪护制度,使患儿和家长都得到心理上的满足;如果医院小儿科执行无陪护制度,护士则必须承担起母亲的角色,尽可能为患儿提供母爱。多与患儿一起交谈、玩耍、经常搂抱抚摸患儿,尽量满足患儿的生理、心理需要,使患儿在母爱中得到安慰。

2.对分离性焦虑患儿 应兼护士与母亲的角色于一身,以爱抚的方式护理患儿,不可因忙于打针、发药、治疗而忽略患儿对情感的需要,多争取时间亲近患儿,尽力满足患儿的生理和心理需求。婴儿在家庭中,可以从父母的搂抱、抚摸、亲吻中得到满足。住院后,护士则应设法满足婴儿的这种需求,应经常抱一抱、拍一拍,或抚摸头部、后背,或哄、逗、讲话、微笑等,用儿语与患儿进行语言交流。这些都能使患儿产生如同在母亲身边一样的安全感、依恋感,有利于患儿适应环境,消除不良情绪,对疾病的康复也有积极的意义。有条件时让家长陪伴患儿,参与护理过程,促进母子的情感联结。指导患儿父母对患儿进行系统的身体抚触,满足患儿亲情的需要。

3. 对皮肤饥饿患儿 要尽量满足患儿的心理需要,一般可采取全身搂抱、抚摸背部、抚摸上肢、抚摸头部等。

4. 对偏食习惯患儿 应教育患儿不挑食、讲明治疗饮食对促进疾病早愈的意义,采取鼓励法、诱导法、奖励法帮助患儿进食。

三、学龄前期患儿的心理特征与心理护理

(一)心理特征

1. 恐惧 恐惧是患儿入院后首先产生的心理反应,由于平时对医院没有印象,患病后来到完全陌生的环境,母亲不能在身旁陪伴,患儿心理上难以适应。各种检查和治疗带来的痛苦,可加重恐惧心理。因此有些患儿看到医务人员就惶恐不安,见到注射就哭闹不止,个别患儿可产生逃离医院的想法。少数年龄较大、个性早熟的儿童,会从成人的表现中来了解自己的病是否严重;是否给家庭带来经济负担;甚至会想到死亡,进而感到恐惧,表现为孤僻、胆怯、悲伤,表现为哭闹、拒食、睡眠不安等。

2. 被动依赖倾向 患儿在住院期间表现出行为退化,自己能做的事也不去做,完全依赖父母或护士。尤其是独生子女,由于家长娇惯、溺爱,患病后更是有求必应。家长这种过度保护行为更强化了其依赖心理,使其依赖性更加明显。

3. 行为异常 患病住院对儿童来说是巨大的生活事件,会引起心理上的应激,年龄较大的患儿可能产生对立行为,表现为发怒、吵闹、哭泣、拒绝父母离开或拒绝执行医护人员的要求。此外,因疾病带来痛苦和折磨,住院引起恐惧与焦虑等,可以使患儿出现退化行为,如尿床、尿裤、撒娇、拒食、睡前哭闹、依恋父母等。

4. 思念亲人 年龄较小的患儿,由于未离开过父母,一旦住院时间过久,就会产生思念心理。他们想念父母、同学、伙伴,渴望外界自由自在的生活。当父母来医院探望时,他们常迫切要求出院。

(二)心理护理

1. 对恐惧患儿 应主动接近,注意态度和蔼,动作轻柔,沟通感情,尽快解除患儿的紧张、不安情绪。如介绍病房的环境与同病房的小病友;在生活上给予细心照顾;在每次护理、治疗性操作之前,用通俗的语言解释对治病的好处,操作时动作要敏捷、准确和轻巧。切忌使用强迫和恐吓的方法使患儿顺从。对患儿配合治疗的积极表现,应及时给予赞扬和鼓励,使患儿增强勇气,克服恐惧,保持愉快情绪。

2. 对被动依赖倾向患儿 应满足患儿的生理、心理需要,随着病情的好转,逐渐引导其主动做些力所能及的事情。但要注意保护患儿的自尊心,对正常范围内的依赖心理要理解和支持。

3. 对行为异常患儿 应理解患儿的行为异常,对有退化行为的患儿要倍加关照,对尿床、尿裤的患儿不要责备和讥笑,以免引起紧张和自卑,要及时为他们更换衣裤、被褥,使他们摆脱困境,并注意训练他们的排尿习惯。

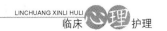

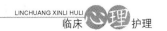

4. 对思念亲人患儿 应向患儿讲明生病需住院的道理,为他们介绍小伙伴,帮助他们适应环境。游戏是幼儿的基本活动,也最适合他们的身心发育。在病情允许的情况下,可组织患儿做游戏、绘画、看电视、讲故事等活动,使患儿感到在医院和在家及幼儿园一样快乐,以此来分散他们的思念心理。

四、学龄期患儿的心理特征与心理护理

(一)心理特征

学龄期患儿患病住院后,由于离开父母、老师、同学,来到一个陌生环境,加之疾病的影响,患儿除可出现学龄前期患儿的心理反应外,还可出现悲伤、胆怯、孤独等心理反应。

(二)心理护理

学龄期患儿已懂得一些道理,应耐心进行安慰和体贴,取得患儿的信任。入院时可以告知生病、住院、治疗等大概情况,让孩子理解治疗疾病的重要性,为他们安心治疗做好心理准备。在治疗过程中,运用强化理论,对患儿多鼓励,多表扬,引导好的住院行为,鼓励患儿坚强、勇敢,做一些力所能及的个人卫生工作,强化他们自尊、自爱的心理。在住院期间,可组织他们看书、做作业及开展娱乐活动,如讲故事、下棋、唱歌、跳舞、做游戏等,以调节精神生活,消除住院生活的枯燥乏味。还应注意培养患儿的良好情感,在医院集体生活环境中,要提倡患儿之间互相帮助,团结友爱。为使患儿不感到孤独和寂寞,可嘱其家长定期来看望患儿,以满足患儿渴望得到父母爱抚的心理需要。

五、青春期患儿的心理特征与心理护理

(一)心理特征

青春期患儿由于疾病的痛苦和体弱、诊疗的不良刺激,可产生焦虑、忧郁、闷闷不乐、睡眠不良。也有的患儿怕耽误了学习,怕留级等而导致顾虑重重。重病患儿有悲观失望的痛苦和对死亡的探究心理。

(二)心理护理

除精心治疗和给予患儿细心照顾外,还要注意调整患儿的情绪状态,尤其对慢性和重病患儿应予以心理支持,鼓励其树立信心,保持乐观的情绪,应注意充实丰富患儿的生活内容,如看小画书、讲故事、做游戏、下棋、看电视、听广播等,使患儿不感到生活单调乏味。要尊重患儿的人格,保护其自尊心,满足他们对疾病了解的需要,要亲切和蔼、恰如其分地给患儿解释病情,指导他们以良好的情绪配合治疗和护理。

 临床实例心理护理

一、病历摘要

袁媛,女,3岁,因心慌、胸闷、乏力来医院就诊。体检:体温 37.8℃,脉搏 130 次/分,呼吸 25 次/分,血压 90/60 mmHg,神志清醒,肺部听诊呼吸音稍粗,心前区听诊第一心音低钝,腹软,肝右肋弓下未及,其他无明显异常。以"病毒性心肌炎"收治入院。

该患儿为独生女儿,确诊后,父母均情绪焦虑,患儿从入院就诊到进入病房一直紧紧偎

依着其母亲,不允许其母亲离开自己。当母亲不得不离开时,该患儿便哭闹不止、拒绝进食和睡觉。医护人员对其进行检查时有反抗行为,极不合作。

二、心理护理

(一)该患者主要心理问题

该患儿的主要心理问题为"分离性焦虑:与环境和生活方式改变有关"。其原因是患儿生病住院被迫与母亲分离,与母亲建立的信任过程被中断,便表现出一种焦虑与恐惧,如哭闹、拒食、避开和拒绝生人。住院时间长的患儿还可表现为抑郁、呆板、不活泼、表情淡漠、闷闷不乐等。幼儿和学龄前期儿童会产生被动依赖倾向,即表现出行为退化,也会哭闹想回家,害怕与父母分离,把住院理解为被父母抛弃。

(二)心理护理措施

1. 病房环境应适合患儿的心理特点　病室的墙壁、窗帘、寝具、患儿衣服以及工作人员的工作服,应采用明快柔和的颜色;病室可采用色彩鲜明,活泼的图画玩具等装饰,播放悦耳动听的音乐,准备美味可口的食物,有条件的医院还可设立母子病室等,以适应患儿心理需要,减少陌生感和离家所产生的焦虑。

2. 保护患儿的自尊　在言语中要尊重患儿的人格,多加鼓励,不要训斥,满足其自尊心理需要;患儿出现反抗行为时,护士应理解这是患儿对生活中突发事件的应对和防御,要尽量安慰、鼓励患儿,不要训斥责骂。利用孩子的好奇心和善于模仿的心理特点在患儿中树立榜样,鼓励孩子们遵守病房规则、配合治疗、顺从医嘱,引导他们适应新的环境。

3. 重视患儿的情感需要　护士应兼护士与母亲的角色于一身,以爱抚的方式护理患儿,不可因忙于打针、发药、治疗而忽略患儿对情感的需要,通过抱一抱、拍一拍,或抚摸头部、后背,或哄、逗、讲话、微笑等方式亲近患儿,尽力满足患儿的生理和心理需求。

4. 解除或缓解患儿的恐惧情绪　应向患儿解释患病并不是因为做错了事,父母是暂时离开医院,会不时地来医院看望。讨论病情时,应当避免让孩子听到而引起误解和恐慌。有必要向患儿讲解病情时,要用患儿熟悉、可以理解的语言,避免使用令人恐惧的词汇,如病情严重、切除等。可以应用讲故事的方式进行解释,用比喻的方式传达信息。护理人员应相对固定,注射、换药时要细致、轻柔,防止因操作粗暴而增加患儿的恐惧心理。让患儿有机会、有途径宣泄自己的情绪,允许其在某些情况下哭泣,以有助于稳定患儿心理。有条件时让家长陪伴患儿,参与护理过程,促进母子的情感联结。指导患儿父母对患儿进行系统的身体抚触,满足患儿亲情的需要。

5. 重视与患儿父母的沟通　父母的心理状态对患儿会产生明显的影响。如果父母情绪焦虑,儿童也往往会受到影响。父母对医院、医务人员的态度,也会影响到患儿的态度和行为反应。因此,护士要对患儿的家长进行宣教、指导和支持,帮助家长了解病情,正确对待患儿疾病的变化,取得家长的配合和支持。嘱患儿父母按时来探望,以减轻患儿的思念,增加患儿的信任。

 临床实例分析

患儿玲玲,女,以发热、尿痛 2 天为主诉入院。患儿 2 天来持续高热、体温波动于 39～

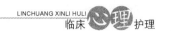

40℃之间,食欲不振、恶心。排尿时哭闹不安,尿频。2个月前曾出现尿频。入院查体:体温39.6℃,脉搏130次/分、呼吸36次/分,发育正常,营养稍差,神志清醒,精神差,皮肤潮红、干燥,口唇干燥,咽部充血,两肺呼吸音正常,心率130次/分,律齐,腹软,肝脾不肿大,双肾区叩痛不明显,入院诊断:急性尿路感染。

分析该病例,回答以下问题。

1. 当玲玲出现哪种情况时,护士应特别关注她 （   ）

    A. 抛掷她的玩具和猛击小床围栏   B. 平静接受与父母的分离

    C. 拒绝进餐   D. 服药不合作

2. 入院第二天,当她坐在护士的膝上时,把尿液排在护士身上、她自己身上和地板上,这一行为可理解为 （   ）

    A. 离开家的反应   B. 害怕护士

    C. 发怒的表示   D. 尿路感染的症状

（陈香娟）

第四节　慢性病患者的心理特征与心理护理

慢性病在日常生活中十分常见,心理护理是慢性病患者治疗与保健的重要组成部分,心理护理的质量与水平直接影响到患者治疗与保健的效果。本章探讨慢性病患者的心理特征与心理护理。

 ## 心理特征

慢性病是指具有高发病率、高死亡率和高致残率的慢性非传染性流行病。其主要特征是:①发病缓慢、患病时间长;②病后常留下功能障碍;③疾病的原因常可引起不可逆的病理变化;④因病情不同,需不同的医疗处置;⑤因病情差异,需不同的康复训练。常见的慢性病有:心血管疾病(如高血压、冠心病、中风)、癌症、慢性呼吸道疾病(如慢性阻塞性肺病和哮喘)、糖尿病、肥胖症、痛风等。非传染性疾病是目前全世界的首要死因,占年度死亡总人数的63%。非传染性疾病每年使3600多万人失去生命。80%的非传染性疾病死亡发生在低收入和中等收入国家。慢性病已经成为威胁全球人类健康的主要公共卫生问题,防控形势非常严峻。全球各地均十分重视慢性病的控制工作,制定了许多重要指导性文件,如《全球非传染性疾病预防与控制行动计划(2013—2020)》、《中国慢性病防治工作规划(2012—2015年)》等。慢性疾病会不同程度地影响到患者的心理反应,如有的患者对医生的治疗意见持消极态度,不肯配合治疗;有的患者在长期治疗过程中,容易产生焦虑、抑郁等负性情绪,加重了原有疾病的程度。慢性病的常见心理特征如下:

一、感觉异常、过敏或多疑

患者感觉异常敏锐,注意力转向自身,对躯体方面的微小变化颇为敏感,甚至对自己的心跳、呼吸、胃肠蠕动的声音都能听到,心中总想着自己的病,住院患者也常对治疗和护理提出过高的要求,有时患者会责怪护士没有精心护理。或者无端怀疑医护人员给自己开错了药、打错了针。患者往往会变得神经过敏,在听人低声谈话,或者听医务人员在分析患者病情时,疑虑重重,对医护人员和亲友的好言相劝也常半信半疑。这种异常心理不仅会对医患关系起破坏作用,也不利于患者安心养病。

二、心境不佳,情绪不稳

一当患上慢性病,势必影响患者的情绪,形成不良的心境,容易看什么都不顺眼,好生闲气,好发脾气,给人以不近人情的感觉。病情越重,病程越长,这种异常情绪反应越严重。担心病情加重,担心疼痛、变残。患者感到由于自己患了慢性病,给家庭和他人带来负担,从而失去生活信念,容易产生抑郁、自责自卑、退缩等情绪不稳现象,甚至有自杀行为。也常责怪家人没有尽心照料,好挑剔,任性,容易冲动,从而导致家庭关系紧张。另外由于患者长期患病,注意力和兴趣等变得狭窄,而对其他事物很少关心,容易被别人误解为自私或冷漠。由于心境不佳,情绪不稳,患者对家人的依赖性会增强,变得不愿意做事,情感也变得脆弱,总希望亲友多照顾、多探视、多关心自己。这种消极情绪或行为,非常不利于身体康复。

三、紧张、焦虑、恐怖

许多患者入院后见到周围的慢性病患者的后期症状表现或并发症出现会感到紧张、焦虑、恐怖,特别是看到周围的患者死亡时,会产生严重恐惧心理,害怕死亡。这是由于对慢性病的认识不正确有关,这种心理对康复极为不利,会削弱患者的主观能动性,使机体免疫力降低。因此,对于慢性病患者进行科学的健康宣教十分重要。

四、不在乎的心理

有的患者明知不良生活习惯对自己的慢性病有影响,但思想上未重视,不该吃的食物也吃,继续酗酒、吸烟,不改变自己的不良行为习惯,过一天算一天,不管对疾病、对身体好坏,只顾眼前,不顾长远。如糖尿病患者,饮食不限量,吃甜食习惯不改;有慢性呼吸道疾病者,不禁烟,边吸烟边咳嗽;有高血压和冠心病患者,继续打扑克、打麻将至半夜,烟酒不禁,虽然也吃药,但效果不理想。这种不在乎的心理也有一定的普遍性,结果促进了疾病的发展,加快了疾病发展速度,出现各种并发症,而此时为时已晚。这种心理与患者对慢性病的危害性了解不够有关。

 临床实例心理护理

一、病史摘要

肖某某,男,51岁,处级干部,大学文化,九泉东风市人。反复发作四肢远端关节肿胀、疼痛1年多,周围人多次提醒是否得了痛风,但由于工作繁忙没有到医院就诊,每次调整饮食几天就好了,不以为然。本次疼痛进行性加重2天,前来本院就诊。查体:T38℃,四肢远端关节有肿胀,局部发热、红及明显触痛等,局部皮肤紧张,发热,有光泽,外观呈暗红色,以跖趾关节、踝关节、指关节为明显。实验室检查:白细胞增多,血尿酸明显增高。临床诊断:

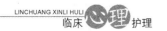

痛风。患者反复询问今后是否能治愈,当得知否定的回答时,明显紧张、焦虑,不相信这是真的,要求医生选择高级药物给他治疗,想办法给他治好,说自己钱没有问题。在住院期间,经常对医生提出过高要求,也责怪护士没有精心护理,对护士的健康教育也不认真听取。

二、心理护理

(一)该患者主要心理特征

该患者是一位痛风患者,为初次确诊,第一次入院治疗,患者经济条件较好,又是领导干部,对痛风的危害性有一定认识,有紧张、焦虑心理,但对痛风的病情发展规律特点及发病原因不了解,也不重视护士的健康教育,说明对疾病知识的认识有一些偏差,加上工作繁忙,可能会影响到治疗护理的依从性。

(二)心理护理措施

针对以上心理特征分析,护士最急需的是通过合适方式解决患者正确认知疾病的问题,从而增加治疗护理的依从性,以达到减轻紧张、焦虑的目的。该患者的心理护理措施主要内容有:

1. 认真实施减轻症状的治疗计划,使患者感受到明显的效果,以取得患者的信任感 护士应在第一时间向患者介绍住院治疗计划,正确实施急性症状控制的药物,加强对患者病情的观察,特别是对药物治疗效果的观察,及时处理不良反应,提高患者对护理的信任,在住院过程中要多与患者沟通,注意不断提高护理操作技能水平,这是减轻患者紧张、焦虑的重要措施。

2. 通过科学健康教育,指导患者正确认识痛风的原因及发病规律 痛风是长期嘌呤代谢紊乱(或)尿酸排泄障碍所致血尿酸增高的一组异质性疾病。针对此患者的实际情况,在健康教育时重点要讲清楚以下几点:①这是一种慢性病,虽然无法治愈,但可积极采取预防措施。讲清楚如果不进行预防,发作数次会增多,发作间隔会缩短,加重慢性关节症状,并发生永久性破坏性关节畸形,手足关节经常活动受限。提高患者主动预防的意识与行动,减少痛风发作次数,不但可减轻患者的紧张、焦虑,更重要的是减轻对患者关节、肾脏的慢性损害,这对疾病的预后有十分重要的意义。②认真宣传预防的具体措施,必须有针对性并注意重点,如高血压者强调规律服药、饮食调整、不饮酒、不吸烟、养成良好的心理状态及适当运动的意义,以减少患者的后顾之忧。对糖尿病患者,则强调饮食中糖的控制、科学规律用药及适当的运动,同时注意定期复查,以增强治疗的心理信心。本例患者为痛风,讲解清楚饮食与痛风的关系,要限制高嘌呤食物(如豆制品、海鲜、动物内脏等)摄入、禁酒(特别是啤酒)、控制总热量(防止超重或肥胖)、鼓励多饮水(每天至少 2000ml)等。平时要适当活动,症状发作时要注意休息(可抬高患肢)。通过健康教育,使患者正确认识痛风的原因及发病规律,并认真遵照执行预防措施,树立战胜疾病的信心,正确对待疾病,增加治疗的依从性,减少了痛风发作机会,这对减轻紧张、焦虑将十分有益。

(三)心理护理效果评价

经过积极治疗与心理护理,此患者住院治疗 7 天,关节无肿胀,跖趾、踝、指关节活动明显好转。体温、白细胞、尿酸正常,康复出院。患者对住院过程中护士给予的精心护理表示满意,现对痛风的基本知识有了正确的了解,能按照护士健康教育的要求调整饮食习惯与结构,注意适当进行户外活动,多年来病情稳定,说明该患者住院时的心理护理效果较好。

知识链接

影响健康的四大因素及常见慢性病危险因素

影响健康的四大因素分别是行为生活方式、环境因素、保健服务和生物遗传因素,其中最主要的是行为生活方式。常见不良行为、生活方式有吸烟、高脂高糖高盐饮食或暴饮暴食、不吃早餐、偏食、不按时就餐、缺乏锻炼、酗酒、失眠、吸毒、性乱、不健康的心理状态(焦虑、过激、猜疑、孤独)、长期处于精神紧张、赌博、疑病、不及时就医、不遵照医嘱、药物滥用、起居无规律、熬夜、睡懒觉等。常见慢性病危险因素见下表。

疾病	危险因素
糖尿病	肥胖、家庭史、高血压、血清胆固醇增高、吸烟、糖耐量增高
高血压	超重、饮酒和高盐高脂肪饮食
冠心病	高血脂、糖尿病、高血压、吸烟
慢性胃炎	吸烟、饮酒,不良饮食习惯,服用损害胃的有关药物

《中国慢性病防治工作规划(2012—2015年)》

为贯彻落实《中共中央 国务院关于深化医药卫生体制改革的意见》,积极做好慢性病预防控制工作,2012年5月8日,卫生部等15个部门以卫疾控发〔2012〕34号印发《中国慢性病防治工作规划(2012—2015年)》。该《规划》分背景、基本原则、目标、策略与措施、保障措施5部分。《中国慢性病防治工作规划(2012—2015年)》目标(部分内容)见下表。

内容	具体目标
慢性病防控	核心信息人群知晓率达50%以上,35岁以上成人血压和血糖知晓率分别达到70%和50%
全民健康生活方式行动	覆盖全国50%的县(市、区),国家级慢性病综合防控示范区覆盖全国10%以上县(市、区)
全国人均每日食盐摄入量	下降到9克以下
成年人吸烟率	降低到25%以下
经常参加体育锻炼的人数	比例达到32%以上
肥胖率	成人肥胖率控制在12%以内,儿童青少年不超过8%
高血压和糖尿病控制	高血压和糖尿病患者规范管理率达到40%,管理人群血压、血糖控制率达到60%;脑卒中发病率上升幅度控制在5%以内,死亡率下降5%
癌症高发地区控制工作	30%的癌症高发地区开展重点癌症早诊早治工作
慢性阻塞性肺病患病率	40岁以上慢性阻塞性肺病患病率控制在8%以内
适龄儿童窝沟封闭覆盖率	达到20%以上
12岁以下儿童患龋齿率	控制在25%以内

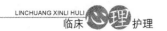

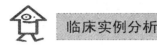 临床实例分析

病历摘要:李某某,男,55 岁,某乡镇干部,浙江某市人。反复偶发头痛,头晕 5 年,发现高血压 3 年,但未服用任何药物。突发嘴歪、言语不清、右侧肢体活动不利 1 天前来就诊。血压 160/100mmHg,诊断为高血压并发脑血栓。患者嗜酒、嗜烟,认为只要吃药了,酒烟可照吃。入院后经过积极治疗,血压平稳,症状好转,要求出院。

分析以上病例,回答如下问题:

1.该患者最突出的心理问题是什么 （　）

    A.焦虑   B.恐惧

    C.心境不佳   D.不在乎心理

2.以下是一位护士的做法,哪项无助于心理护理 （　）

    A.建议患者必要时服用降压药

    B.建议其不要饮酒

    C.建议患者按照医嘱规律服用降压药

    D.建议其清淡饮食

3.下列哪项健康教育的语言有助于高血压患者 （　）

    A.高血压是可治的疾病

    B.高血压患者不需要定期检查身体

    C.高血压服用药物的目的是保持血压稳定,减少并发症发生

    D.只有不酗酒就行

4.下列护士的行为中哪项是错误的 （　）

    A.热心接待患者,积极安置好患者   B.密切观察用药效果

    C.迅速进行护理评估   D.强调用药,而对饮食不作特别要求

（饶和平）

第五节　传染病患者的心理特征与心理护理

心理护理是传染病患者治疗重要的组成部分,在医院工作中,护士是接触患者频率最高的医务工作者,其心理护理的质量与水平直接影响到患者的治疗与护理效果。本章探讨传染病患者的心理特征与心理护理。

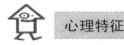 心理特征

《中华人民共和国传染病防治法》(2004 年修订),将传染病分为甲、乙、丙三大类。甲类为鼠疫、霍乱 2 种。乙类为艾滋病、病毒性肝炎、传染性非典型肺炎、细菌性和阿米巴性痢疾等到 25 种。丙类为流行性感冒、流行性腮腺炎、风疹、感染性腹泻病等 10 种。传染病的一个重要特征之一就是具有传染性,必须按照传染病防治法规定对传染病患者进行相应的隔

离,患者害怕受到歧视,所以心事重重,敏感多疑。同时由于亲朋好友探视受到限制,会产生失落感,对周围的事物十分敏感,特别对医生、护士的一言一行十分注意。传染病患者的常见心理特征有:

一、恐惧心理

对于入住传染病医院或综合医院感染科的患者,根据不同的传播途径实施恰当对应的隔离措施,是十分必要的,也是传染病医务人员应尽的义务。但部分患者不理解隔离的目的和意义,片面地理解为医护人员害怕或嫌弃他们,从而加重了恐惧心理,影响治疗和康复。传染病患者的这种恐惧心理十分常见。艾滋病是严重危害人类健康的传染病,它不仅给患者造成生理上的巨大伤害,同时也在心理上、精神上给患者带来严重的创伤,加之来自社会、家庭、经济等各种压力,艾滋病患者普遍存在严重的心理障碍,自杀率是非艾滋病患者的 26倍,人们一当被发现感染艾滋病,会立即产生极大的恐惧心理。传染性非典型肺炎、人感染高致病性禽流感等传染病由于传播速度快,治疗预后差,而狂犬病病死率几乎是 100%,患者一当确诊,均会产生严重的恐惧心理反应。许多传染病急性起病,症状体征明显而重,实验室检查结果异常,如霍乱、细菌性食物中毒、流行性乙型脑炎、流行性脑脊髓膜炎、流行性出血热、钩端螺旋体病等,患者容易出现恐惧心理,但等病情得到控制后,这种心理很快得以减轻,临床护士掌握患者这一心理变化有助于心理护理的针对性。

二、焦虑心理

传染病大多可以治愈,但需要适当休息,大部分需要住院治疗,由于隔离要求,医院对亲友陪伴会进行限制,许多患者盼望早日痊愈,能尽快回到正常生活中。也有许多患者经济紧张,担心治疗费用,会有沉重的心理压力。绝大多数患者十分关注自身的症状、体征与各项化验检查变化,也十分关注所使用的药物、自己的饮食与休息,如果护理服务不及时,解释不到位,也易产生焦虑心理。传染病急性起病也常见,症状明显而重,会引起患者的焦虑,如流行性出血热出现出血、休克、肾功能损害等,流行性脑脊髓膜炎患者出现高热头痛、呕吐、惊厥等。少数传染病无法治愈,易成为慢性,多次复发住院,如慢性病毒性乙型肝炎、慢性病毒性丙型肝炎等,这些患者的焦虑心理将更为严重。

三、悲观心理

慢性乙型肝炎患者的治疗效果受心理因素的影响也是很大的,随着现代医学模式的转变,心理因素和心理护理在慢性肝炎的发展和转归过程中发挥着愈来愈重要的作用。慢性病毒性乙型肝炎等易传染、易复发,目前缺乏特效治疗药物,治疗费用也较大,同时由于明显影响其劳动能力,患者易产生悲观等种种心理问题,表现为言寡行独,抑郁苦闷,不愿意同周围人群交流等。艾滋病患者由于亲朋好友探视少,会有被孤立的感觉,出现悲观绝望的心理,由于对事业和生活失去信心,精神上感到非常痛苦,对治疗与护理也会出现不配合的情况。在传染病患者中凡是易成慢性,不可治愈的传染病如慢性乙肝、丙型肝炎、艾滋病均有不同程度的悲观心理,而大部分传染病患者则很少有悲观心理。

临床实例心理护理

一、病史摘要

肖某某,男,31岁,农民,小学文化,江西九江市人,在浙江某市打工。因食欲减退、乏力、恶心半个月,小便及皮肤发黄7天入住某市医院。既往体健。入院检查:T36.7℃,P88次/分,R10次/分,BP105/70mmHg。全身皮肤及巩膜黄染,肝剑突下2cm,肋下1cm,质地中等,触痛阳性。腹部移动性浊音阳性,其他体征未见异常。发育营养良好,精神软,生活能自理。肝功能ALT300U,胆红素45μmol/L。免疫学检查:HBsAg(+),HBcAb(+),抗HDIgM(+)。患者经济条件较差,无人陪伴,既希望早日康复,又要求节省开支。入院诊断急性黄疸型病毒性肝炎(乙肝与丁肝混合型)。入院治疗第20天患者出现厌食、呕吐、黄疸加深,述腹胀,查肝功能ALT100U,胆红素90μmol/L,肝剑下不能触及,腹部移动性浊音明显。患者明显紧张,要求派更好的医生护士对其进行治疗与护理。

二、心理护理

(一)该患者主要心理特征

该患者是一位急性病毒性肝炎,而且是乙肝与丁肝混合型,需要进行血液与接触隔离,入院治疗第20天病情加重,出现重症肝炎,但患者经济条件较差,又无人陪伴,患者本人又想早日康复出院。由于文化水平较低,患者对疾病知识的认识会有一些缺乏或偏差,根据这些特点,此患者主要心理特征最主要为焦虑心理,而恐惧、悲观心理暂时不明显。

(二)心理护理措施

针对以上心理特征分析,护士最急需的是解决患者的焦虑心理,同时要注意预见恐惧心理、悲观心理的产生,预见性地实施心理预防措施。该患者的心理护理措施主要内容有:

1. 关心关爱患者,给患者良好的第一印象 做到热情接待患者,迅速做好患者的安置,并指导患者的基本生活指导,如就餐、如厕、购物。尽可能给患者创造一个舒适的治疗环境。

2. 科学健康宣教 做好疾病知识、治疗计划、护理措施及预防的健康宣教是护士实施护理计划的重要基础,可以减轻患者的焦虑、恐惧心理,促使患者努力配合护理措施的落实。如要解释清楚暂时隔离的意义,并耐心指导他们适应暂时被隔离的生活。比如此患者的病情发展较快,治疗费用可以较大,虽然经济条件不佳,但需要提醒患者人的健康是第一的,现在最重要的任务是集中精力治疗疾病,可请他提供亲朋好友联络方式,以协助解决费用问题,给患者以信心。

3. 加强对患者病情的观察,多与患者沟通,提高护理操作技能水平 加强对患者病情观察,多与患者沟通是实施心理护理的有效方式,护理人员要注意语言沟通方式,言行要使患者感到真诚、温暖、可信、可敬,做某项处理时,注意讲清楚目的和意义,尽量消除患者的顾虑和猜疑,同时注意患者的心理变化,及时解决出现的问题,让患者感受到你十分关注他的病情变化,这样做可极大地减轻患者的焦虑、恐惧心理,预防悲观心理。作为护士必须加强学习,不断实践,提高护理基本技术,提高传染病专科护理能力,以满足患者的护理需要,熟练的护理技术是实施心理护理十分重要的基础,只有技术熟练,及时减轻患者的痛苦,才能得到患者的肯定与信任,这是心理护理最重要的体现之一。

(三)心理护理效果评价

此患者经积极的住院治疗,通过护士的心理护理,住院 30 天符合临床出院标准,患者对乙型肝炎与丁型肝炎的基本知识有了较好的了解,能按照护士健康教育的要求做到合理休息如不过度劳累,养成良好的饮食习惯如不饮酒,能定期来医院进行健康复查,能遵医嘱服用药物,而且乐观地与人交往,三年来病情稳定,说明该患者第一次住院护士的心理护理效果较好。

 知识链接

与传染病患者沟通分为语言与非语言两种方式,慢性传染病患者的语言沟通与交流方式见下:

多用正性语言(包括鼓励性语言、附和性语言、解释指导性语言)

巧用间接沟通法(对患者的家庭、婚姻、性生活等私密内容,可先与其家属或亲朋好友沟通后再有的放矢地与患者沟通)

选用合适的语言环境与背景,注意患者隐私的保护

积极利用空间效应(如操作时与患者距离缩短至 0.3m～0.6m、与患者交流时可适当拉长至 1.2m～1.5m)

不用医学术语,尽可能简单易懂

忌用负性诱导性语言,如自言自语地说血管真难找、护士间窃窃私语戏言好可怜

 临床实例分析

病历摘要:查某某,男,35 岁,某机关干部,富阳人。不规则发热、咽喉疼痛 2 个月,明显咳嗽 3 天,来某某市第三医院就诊。实验室检查:血液 WBC6×10^9/L,HIV-1 抗体阳性(经CDC 确诊),胸部 X 线显示肺炎,诊断艾滋病 3 期,患者不相信这是事实,经医生解释后,同意住院。分析以上病例,回答如下问题:

1.该患者最突出的心理问题是什么 （ ）

  A.焦虑   B.恐惧   C.悲观   D.失眠

2.以下哪些做法有助于心理护理 （ ）

  A.对患者严密隔离,尽可能减少与患者接触

  B.尽快将感染情况告之患者家属

  C.对患者感染情况的有关资料进行保密

  D.可与其他传染病患者安置在同一病室

3.下列护士的行为中哪项是错误的 （ ）

  A.热心接待患者,让其从清洁通道进入病区

  B.接待患者,让其从清洁通道进入病区

  C.患者进入病房后,迅速进行护理评估

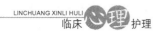

D. 经常访视患者

4. 该患者住院第 7 天,突然想自杀,护士心理护理措施中哪项是错误的 （　　）

　　A. 立即向护士长汇报情况

　　B. 与患者沟通,了解自杀的原因

　　C. 做进一步的健康宣教,给患者以信心

　　D. 立即将患者消息通报其单位领导

（饶和平）

第六节　手术治疗患者的心理特征与心理护理

手术是一种创伤性治疗,需手术治疗的患者心理活动呈比较复杂的状态,手术患者心理反应与年龄、社会背景、疾病有很大关系。几乎所有的手术患者饮食和睡眠都会受到影响,甚至心跳加快,血压升高,其心理变化对手术的顺利进行有直接影响。及时了解手术患者的心理特点,准确分析和掌握手术患者的心理状态,采取有效的心理护理,减轻患者的负性心理反应,对手术的成功有重要意义。

 心理特征

一、术前患者的心理特点

手术常被视为人生中的重大事件,对患者的心理造成很大影响。手术前多数患者有焦虑、恐惧、睡眠障碍等心理反应。焦虑是感到有预期心理威胁的一种紧张和不愉快的情绪反应。患者表现为精神紧张、顾虑重重、坐卧不宁等症状。国内学者研究发现,择期手术或病情稳定的患者,术前有明显的焦虑情绪,约占 76%;紧急救治手术或病情严重的焦虑情绪约占 24%。术前患者常有的心理活动,一是对手术害怕,害怕手术带来的疼痛;二是担心手术过程是否会出意外,是否会出现残疾、毁容、死亡等情况。焦虑、恐惧表现为紧张不安、害怕、乏力疲倦等,似有大祸临头之感。身体上表现有相应的一些症状,如心慌、手发抖、坐立不安、出汗等。睡眠障碍的患者表现为入睡困难、早醒、噩梦等。

术前焦虑的原因很多,常见的原因有:

(1)患者对手术安全性缺乏了解。

(2)担心手术的效果。

(3)对医务人员过分挑剔。

(4)怕痛。30%的患者怕疼痛。

(5)其他方面:包括家庭关系、治疗费用、将来的工作学习安排等。

有关术前焦虑影响因素的研究中,有结果表明术前焦虑更多地与人格和应对方式有关,而与疾病的严重程度关系不大,虽然得出女性术前焦虑水平得分较高,但有报道认为是女性更倾向于表达焦虑,所测得的不是焦虑,而是焦虑的表达。

术前焦虑与手术预后有很大的关系,在临床实际工作中发现许多患者尽管手术非常成功,但术后自我感觉欠佳,主要是这些患者心理适应能力较差,容易发生焦虑,而且程度较高,这样往往降低了患者的痛阈和耐痛阈,从而表现为全身肌肉紧张,麻醉效果不佳,手术疼痛加剧。有研究报道,术前紧张、焦虑程度与手术效果及预后康复都有密切关系。具有中等程度焦虑的患者,术后心理反应及预后效果最好。而严重焦虑和很少焦虑的患者,术后心理反应和预后都较差。

二、术中患者心理特点

术中患者的心理反应主要是紧张、无助感。手术时,患者置身于陌生的环境中,即使是熟悉的医护人员此时因口罩遮住面部也成了陌生人。手术中金属器械的碰撞声,安静的气氛,内脏牵拉疼痛都会使患者紧张。紧张可使患者血压升高,心肌耗氧量增加,胸闷、胸痛与气促。如果患者原有隐匿性冠心病,可能导致术中死亡等意外发生。

三、术后患者的心理特点

有研究认为,手术患者的高焦虑反应并不局限于手术前,也不终止于手术完毕,许多患者手术后仍有高水平焦虑反应。患者手术结束后,一旦从麻醉中醒来,他们渴望知道自己疾病的真实情况和手术效果;由于躯体组织受到不同程度的损伤,刀口疼痛,加之躯体不能自主活动,多产生焦躁不安的心情。另外由于重大手术均有可能引起部分生理功能丧失和形象改变,容易导致许多心理问题如愤怒、自卑、焦虑、羞耻感及人际关系障碍等,甚至出现一些病理心理反应如术后意识障碍、术后精神病复发、术后抑郁症等。反复手术而久治不愈者术后心理反应更强烈,有的患者可因术后一时不能生活自理、长期卧床、难以工作、孤独等原因,继发严重的心理障碍。术后常见的心理影响因素如下:

(1)对手术不了解。

(2)智力水平低,难以与医务人员进行有效的沟通。

(3)消极应对方式。

(4)焦虑过高或过低,情绪不稳定,抑郁,缺乏自信心。

(5)治疗和康复动机不足。

(6)对手术的结果期望不切实际。

 临床实例心理护理

一、病史摘要

患者张某,女性,35岁,因乳腺肿物入住某市医院,入院初步诊断为"非典型性乳腺肿瘤"。既往体健。入院检查:T36.8℃,P79次/分,R10次/分,BP110/75mmHg。全身皮肤及巩膜黄染,其他体征未见异常。发育营养良好,精神可,生活能自理。入院后得知需手术治疗时,患者表现为精神差、睡眠障碍、心慌、坐立不安。因为不能确定肿物是良性或恶性,医生首先会在局部麻醉下行手术切除肿瘤部位,然后行冰冻病理诊断,以确定肿物的性质。在等待病理结果期间,对于患者来说是非常煎熬的,患者临床表现为:反应迟钝、心率增快、血压升高。

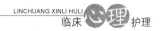

二、心理护理

(一)该患者主要心理特征

该患者较年轻,家庭和事业处于起步阶段,各方面压力也相对较大。突然得知自己得了"非典型性乳腺肿瘤",而且还没确定良恶性。此时的患者可能存在的心理问题是:术前焦虑、恐惧。

(二)心理护理措施

1. 手术前采取的护理措施 手术前及时有效地干预和处理术前焦虑反应,可增强患者对手术的心理应对能力,使之具有良好的心理状态,有利于促进术后的躯体和心理康复。

(1)一般心理支持与指导 主要是及时给患者提供有关手术治疗的必要信息,将会减轻患者的恐惧、焦虑情绪,增强其忍耐性。大量临床实践证明,高度信任、良好的护患关系是一切心理治疗成功的保证。具体措施有:①耐心地与患者进行交谈,听取患者的意见和要求,建立良好的护患关系。②用恰当的言语,使患者在轻松自如的气氛中了解术后各种护理措施及对病人的有关具体要求。在提供信息的同时随时评估患者的理解能力、做出决定的能力以及焦虑水平,纠正各种误解和疑虑,使之全面、正确理解术前各种信息。③加强患者的社会支持,术前安排与手术成功的患者同住一室,能减轻患者的术前焦虑,增强战胜疾病的信心。④以热情诚恳的态度、亲切柔和的语言来接待患者,使其尽快熟悉医院环境,消除陌生感,产生安全感,增强对医护人员的信任。

(2)及时应用行为控制技术 在手术之前护士可以采用一些行之有效的行为控制方法最大限度地减轻患者术前焦虑,顺利渡过手术期,促进疾病的恢复。常用的方法有:①情绪松弛训练法(知识卡片),放松、深呼吸能有效对抗焦虑。术前指导患者做腹式深呼吸放松方法,此方法能有效地减弱全身紧张感,降低焦虑程度。如果患者焦虑情绪非常严重以致影响手术的进行,则在松弛训练的同时适当地配合抗焦虑药物,以尽快改善患者的焦虑程度,促使手术的顺利进行。放松训练能够抵消生理和心理应激的负面影响,使人的身体、心理、精神重新恢复平衡和协调。②分散注意法,多采用谈话的办法或听轻音乐。例如音乐疗法已广泛地应用于重症颅脑损伤、癌症、心身疾病、围手术和终末患者,取得了理想效果。③示范法,请手术成功的患者介绍自己的经验,即患者通过学习手术效果良好的患者是如何克服术前恐惧取得最好效果的实例,掌握一些战胜术前焦虑的方法。另外,针对不同的患者还要根据具体的情况做一些针对性的心理干预,如害怕手术的患者,可早一天去反复熟悉手术器械,手术患者还可采用催眠暗示法,以降低心理应激程度。④系统脱敏法,通过一段时间的反复接触,可以克服患者对医疗操作或环境的焦虑反应。

2. 手术中采取的心理护理措施 以减轻患者的精神痛苦、战胜疾病、战胜自我为要点。首先要改变等候环境,变手术间门外等候为专门的等候室等候,以避免其他手术对患者造成的不良刺激。采用音乐疗法,在等候室内播放一些柔和、舒缓、悠扬的乐曲,这样可分散患者的注意力,使其精神放松,心情趋于平静。护士的心理护理及家属的陪伴,可消除患者孤独无助的感觉并获得巨大的安慰。通过临床实践证明,有针对性地进行心理护理,可配合手术,达到使患者治疗的目的。

3. 手术后患者的心理护理措施 根据患者的具体病情和心理反应,灵活采取心理支持及行为控制技术。

（1）及时反馈手术完成情况 术后患者最关心的问题是手术是否顺利及效果如何，因此，护士应适时告知手术情况，注意传达有利的信息，给患者心理支持与安慰；护士应富有同情心，尊重患者人格；在护理过程中，注意自己的仪表、仪态，增加患者的信任感和安全感。术后应定期访视患者，观察病情，不仅要重视基础护理和专科护理，还要注重患者的心理护理，密切观察患者的心理动态和情绪反应。

（2）正确处理术后疼痛 观察患者的心理状态和情绪反应，对术后疼痛、睡眠不佳、情绪烦躁等问题，应积极处理。告诉患者疼痛的发生和发展过程，让患者有心理准备，观察患者的面部表情，鼓励用言语表达疼痛；适当应用止痛剂；指导患者应用非药物措施缓解疼痛，如听音乐、聊天等分散注意力的方法；处理好其他症状如焦虑、抑郁等，均有助于缓解疼痛。

（3）帮助患者克服消极情绪 术后患者出现焦虑、抑郁等不良情绪原因很多，其中与评价自己疗效的方法不当有关，比如，多数患者通常将自己与做过相同手术的患者比较，或者是与术前对术后疗效的期望比较，导致术后出现不良情绪。此时护士应告诉患者要根据自己的病情特点、手术情况及术后检查情况来评价，使其认识到自己属于正常情况，正在康复之中。同时护士应在生活上、心理上给予患者全面支持，帮助克服消极情绪。

（4）帮助患者做好出院的心理准备 大多数患者出院时各方面功能还没有完全恢复，故应向患者进行出院后自我锻炼、饮食、心理调适等方面的健康教育。对子宫、卵巢切除，截肢等的患者要给予心理支持，鼓励患者自信、自强，克服困难，尽快恢复自理和工作能力。

 知识链接

> 　情绪松弛训练法：是行为控制技术中的一种。放松、深呼吸能有效对抗焦虑。术前指导患者做腹式深呼吸放松方法：让患者坐或卧位，一手置于胸前，一手置于腹部，逐渐放慢呼吸速度，做深吸气要能觉察到放在腹部的手抬高而胸部的手基本未动，停留片刻后自然呼气，呼吸时心中默念 1、2、3……一边感觉放在腹部的手自然回落，并感到全身肌肉自然放松，有舒适宁静的感觉。

 临床实例分析

　病历摘要：常某，女性，35 岁，无特殊原因，在排便时无意间发现便血，呈鲜红色，有时呈滴血状，有时染红手纸，便血已经一年之久，伴随有肿物脱出，不能自动收缩，需手推回。在排便时偶尔还有疼痛感。由于缺乏相关疾病的常识，工作比较繁忙，一直没有时间到医院进行检查。直到今年六月份，发现头晕目眩，差点儿昏倒在办公桌前，才到医院做检查。入院检查：截石位于 3、7、11 点处，无明显触痛感。确诊结果：内痔Ⅱ期 伴中度贫血症状。现拟行"痔疮切除术"。术前患者感到有心理压力，因为害怕疼痛。手术时患者处于应激状态，精神紧张，身体僵硬，两侧臀部夹得很紧。术后患者心情焦虑，伤口愈合较慢，影响了正常生活工作。分析该病历，回答以下问题：

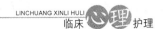

1. 该患者出现了哪些心理问题 　　　　　　　　　　　　　　　　　　　　　（　　）

    A. 焦虑　　　　　B. 紧张　　　　　　　　C. 消极　　　　　　　　D. 陌生

2. 医护人员针对该患者的心理特点应该采取哪些护理措施　　　　　　　　（　　）

    A. 给患者提供有关手术治疗的必要信息

    B. 手术过程中跟患者聊天，以分散患者注意力

    C. 指导患者应用非药物措施缓解疼痛，如听音乐、聊天等分散注意力的方法

    D. 经常观察伤口情况，定期更换伤口辅料

（余静　饶和平）

第七节　药物治疗患者的心理特征与心理护理

在疾病的临床治疗过程中，药物治疗是最常用的一种治疗手段，在治疗疾病、减轻症状、协助诊断及维持正常的生理功能方面都起着十分重要的作用。给药护理最主要的职能之一，就是患者使用药物后，能充分发挥药物的效果。随着医学模式的转变，患者对药物的心理反应越来越受到重视，患者在接受药物治疗时心理活动较为复杂，个体差异也较突出。因此在用药护理中，为了指导患者安全正确地接受药物治疗，使药物治疗达到最佳效果，护士除了掌握正确的给药方法、加强用药效果观察外，还要特别注意用药患者的心理护理。有必要学习一些用药心理知识，努力进行患者的用药心理护理探索和研究，以便有针对性地为不同患者提供良好的用药护理。

心理特征

使用药物时，不仅要重视药物引起的生理效应，还要重视患者在接受药物治疗时的心理效应。如对药物高度信任，患者的心理上处于良好的感受状态，则药物疗效可大大提高，甚至没有药理作用的安慰剂也可以具有某种良好的药效。反之，纵然是应有治疗效果的药物，如果患者对它不信任或厌恶，则其疗效大大下降，甚至没有治疗效果。归纳起来，用药患者常见的心理特征如下。

一、焦虑、恐惧心理

在临床住院患者中，几乎是100％的患者都需要使用药物，而在内科病房用药更为常见，种类也更多。在临床护理过程中，如果护理人员没有详细进行用药护理的宣教，特别是没有介绍所使用药物的主要作用、疗程、方法和注意事项或者是换用新药时，没有说明为什么要用新药，患者的知情权没有得到，那么很多患者都会产生一定程度的焦虑心理。"是药三分毒"，每种药物都有治疗作用和一定的毒副作用，药品的毒副作用还会产生一些不良反应。如有些药服后会引发过敏反应，如皮疹、哮喘等，有的患者服了对胃刺激大的药物后会出现恶心呕吐等。患者在发生药物反应后，不但会产生严重的焦虑心理，往往还会产生恐惧心理，这是必然的现象，尤其对曾产生过不良反应的药物，更是特别警觉、敏感甚至拒绝使用。

二、依赖心理

目前,药物滥用现象非常普遍,究其原因,是多方面的。常见的有:一是患者要求使用,对医务人员提出过分用药的要求,而少数医生有一定投其所好的心理;二是与是否享受公费医疗有关,少数享受公费医疗的患者,常喜欢用新药、进口药、名贵药,道听途说地使用别人推荐的药,听说什么药好就用什么药,常会多用药,联合用药;三是与知识文化水平低有关,自行到药店购买处方药,部分患者盲目依赖药物,一有精神不适就用药,情绪稍有波动也用药,小病用药,没病也用药,他们身体的一切都有赖于药物,有的甚至迷信药物到了崇拜的地步;四是有许多经济条件较差的患者常希望用廉价的药物,虽然有些已经产生了耐药性,但这些患者仍然会对这些药物产生依赖,不肯更换其他药物;五是因疾病引起,如由于疼痛、失眠而长期服用止痛片、APC、安乃近、麻黄素及催眠剂等,极易产生依赖心理。

三、偏执心理

有些人认为价格越贵的药物质量越好,疗效越高,作用越大。他们很喜欢使用高价药物甚至是昂贵的药物,认为多花了钱就会物有所值。其实疗效的好坏并不是取决于药价,是否对症下药才最重要。也有患者不相信国产药物,特别推崇进口药品,认为进口药质量更好疗效快,国产药是绝对无法与之相比的,因此非常排斥国产药物,只愿意用进口药。殊不知,药品的疗效是药物与人体相互作用的表现,并不取决于是否进口药,不少国产药品的疗效都不比进口药差,有的还强于进口药。有些患者只认西药,不相信中药,也不相信中成药。也有些患者只认中药不认西药,认为西药副作用大、毒性大,只有中药最稳妥、最安全、靠得住,吃多少都没问题,长年累月吃也可以。他们不管自己病情的轻重缓急,只片面迷信中药,有时甚至贻误病情。

 临床实例心理护理

一、病史摘要

张某某,男,65岁,农民,小学文化,江华市屏保县人。因咳嗽一周,心悸、气促、胸痛、恶心呕吐2小时来本院急诊,拟心肌梗死入住屏保县人民医院内科。查体:T38.5℃,BP130/85mmHg,HR120次/分,R18次/分,心尖区第一心音较弱,闻及第三心音奔马律。实验室检查:白细胞$16×10^9$/L,明显增多,血沉加快。心电图出现宽而深的Q波,ST段抬高呈弓背向上。肺部X线显示,左中叶有阴影,报告大叶性肺炎。患者有高血压史12年,曾因心绞痛住院治疗。经综合评估,该患者需要在抗菌治疗基础上行经皮腔内冠状动脉成形术(PTCA)及冠脉内支架植入术。当得知具体病情及需要大量治疗费后,他十分焦虑。医生给他开具盐酸贝那普利片(北京诺华制药有限公司生产)口服降血压药,他认为平时吃某某公司生产的贝那普利片,价格十分便宜,认为医生想挣药品回扣,强烈要求更换,但该医院只有北京诺华制药有限公司生产盐酸贝那普利片,患者十分不满。使用头孢曲松第二天患者出现全身皮疹,明显紧张与恐惧,并责怪护士,说给她用错了药,根本听不进护士的解释。

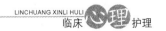

二、心理护理

(一)该患者主要心理特征

该患者是一位冠心病急性心肌梗死患者,同时并发大叶性肺炎。患者有高血压病史,曾因心绞痛入院治疗,经济条件较差,对治疗所需费用明显焦虑,同时长期服用某某公司生产的贝那普利片来控制血压,不愿意更换其他公司生产的贝那普利片,偏执心理强,使用头孢曲松后由于出现皮疹现象,又加重了其焦虑与恐惧心理。这些心理问题如果得不到良好的纠正,肯定会影响到其对医院及医务人员的信任度,甚至不能很好地配合治疗,最终可能会导致治疗的失败。

(二)心理护理措施

针对以上心理特征分析,护士最急需的是与医生一起研究解决药物过敏问题,同时正确进行健康宣教,增强治疗信心,从而减轻紧张、焦虑的目的,增加治疗护理的依从性,最终促进患者的早日康复。该患者的心理护理措施主要内容有:

1. 认真实施消除皮肤过敏的治疗,使患者感受到明显的效果 患者不依从医嘱的原因有:不信任医师、怕中毒、怕副作用、怕成瘾;有些是自觉病情好转,不愿再服药;用药时出现副作用,不能忍受;用药方式或途径不方便,嫌麻烦;太忙,忘记按时服药,因而时断时续;经济因素,嫌药物太贵,或认为药价太便宜治不了病,等等。当然,也有相反的现象,患者急于求成,滥用、多用药物等。因此,医师应郑重用药,耐心地向患者说明必须用药的道理、可能出现的药物副作用、不执行医嘱的危害。尊重患者在用药过程中的反映和意见;与药剂人员及药厂互通信息、加强合作,制备患者乐意使用和能坚持服用的药物制剂,以提高药物的治疗效应。针对该患者,护士应在第一时间向患者解释过敏可能的原因,比如说明药物过敏是一种正常的现象,会发生在少数患者上,甚至有些患者药敏试验阴性,用药后也可能出现过敏。然后同主管医师研究过敏原因与措施,尽快落实纠正方案,并向患者说明。加强对患者病情的观察,多与患者沟通,提高患者对护士的信任。

2. 稳定情绪,消除药物依赖心理 情绪的变化直接影响到血压的变化,当患者情绪受到刺激时,血压会升高,在护理中要注意及时调节患者的情绪。患者既有治疗疾病的需要,更渴望得到医护人员情感的交流和精神上的支持鼓励。高血压患者对自己的血压数值非常敏感,一旦发现升高,就会自作主张通过加大用药剂量来降低血压,而忽略了情绪直接影响着药物的吸收、分布、代谢和排泄等各个环节。患者愉快、乐观,药物则易发挥治疗作用;烦躁、不思饮食、难以入睡必然影响药物疗效。护士应通过指导松弛训练,协助患者学会自我调节情绪,不要过度关注血压数值,使他从心理刺激的被动记忆中解脱出来。

3. 调节环境,对患者进行科学的健康教育 提供安静舒适的病室环境,做好晨晚间护理,保持病床单位的整洁,可以减少患者的心理紧张刺激,缓解患者的紧张情绪。高血压是一种慢性病,针对本患者健康教育重点做好以下几点:①用通俗易懂的语言解释高血压的发展过程,特别是1期、2期和3期高血压的主要特点及对人体的危害性,冠心病是高血压患者常见的并发症,使之认识到高血压需长期服药治疗的重要性。②解释药物作用的关键是药物的成分,而不是生产药品的公司;强调规律用药的重要性,纠正其偏执的心理。③解释发生3期高血压,出现冠心病心肌梗死的后果,介绍经皮腔内冠状动脉成形术(PTCA)及冠脉内支架植入术是现代治疗的必要手段,而且效果较好,虽然价格较高,但人的健康是最重要的,医生提出采用这种方法治疗也是为患者着想,我们的目标是一致的。④指导出院后的综合预防措施,如合理饮食,不饮酒、不吸烟、保持良好的心态及适当运动等。

(三)心理护理效果评价

经过积极治疗与心理护理,此患者住院治疗 10 天,康复出院。患者对住院过程中护士给予的精心护理表示满意,对高血压冠心病的基本知识有了正确的了解,能按照护士健康教育的要求调整饮食习惯与结构,注意适当进行户外活动,并严格服用高血压药物,经皮腔内冠状动脉成形术(PTCA)及冠脉内支架植入术后三年病情稳定,说明该患者住院时的心理护理效果较好。

 知识链接

药物的心理暗示作用

明代《名医类案》中有一病例:一人醉睡在外,半夜口渴喝了一木槽中的积水,酒醒发现木槽水中有不少小红虫蠕动,立觉恶心作呕,似胃中许多蛆虫在钻。此后吃食即呕,无医能治。后一名医用米饭掺巴豆并拌入若干小段红色细线,暗示为特效药令其于暗处服下,再令其在清水盆中大便后观看,患者见大便中排出许多红色小虫(实为红线),病即好转。此法即借助药物外观形态再辅以语言暗示,消除患者的心理疾病从而治愈的。

药物的精神依赖性

由于药物依赖既不是单纯的躯体问题,也不是单纯的心理问题,所以至今还不是一个清晰、固定的术语。因此,长期以来,人们习惯于把药物依赖区分为躯体依赖和心理依赖两种。

1.躯体依赖(身体依赖或生理依赖)是指药物的使用改变了体内原来的生理生化过程,破坏了原有的平衡,使得身体必须依靠获得外部药物的作用才能维持原有的平衡,即称为"药瘾"。躯体依赖的标志是戒断综合征。

2.精神依赖(心理依赖即心瘾)是指某种药物的使用日益成为个体全部活动中心的现象,也称为"心理依赖"。精神依赖时常与一系列生理依赖(即戒断反应)伴随出现。

精神依赖持续和发展的结果是导致药物依赖者的人格衰退。

 临床实例分析

病历摘要:查某某,女,47 岁,某村干部,浙江某某市人。因亚急性感染性心内膜炎入住某医院。医生医嘱为青霉素 1200 万单位/天,每 4 小时 1 次静脉点滴。护士给患者做青霉素皮试阴性,准备执行医嘱,当患者得知用的是青霉素,十分不满意,说医院轻视他的治疗,以前他都用高档抗生素的,如头孢曲松等,坚决要求更换药物。

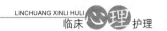

分析以上病例,回答如下问题:

1. 该患者最突出的心理问题是什么 （　　）

　　A. 焦虑心理　　　B. 恐惧心理　　　　C. 依赖心理　　　　D. 偏执心理

2. 以下做法哪些有助于该患者的心理护理 （　　）

　　A. 解释临床首选药物是青霉素,效果好　B. 解释是为了给患者节省费用

　　C. 同意患者意见,修改医嘱　　　　　D. 不给予任何解释,继续马上执行医嘱

(李胜琴)

第八节　器官移植患者的心理特征与心理护理

　　器官移植技术已成为治疗器官功能衰竭的有效手段,随着器官移植技术水平的不断提高及国产免疫抑制剂的研制和生产,器官移植的范围日益广泛,成功率越来越高,接受器官移植的患者日益增多,如何帮助患者缓解由于移植所导致的心理问题,是临床心理护理必须面对、亟待研究和解决的新课题。移植器官的存活固然重要,但患者的生活质量和整个身心健康同样重要。

 心理特征

　　器官移植成功与否,除解决患者生理上的排异反应,还要帮助患者克服其心理障碍。由于每个接受移植的受体性别、年龄、文化背景、家庭经济状况、社会家庭角色以及宗教信仰和接受器官供体的不同,会导致不同的心理反应。

一、器官移植前的心理

(一)心理特征

　　1. 焦虑、抑郁　器官移植前患者既存在康复有望的心理状态,又存在焦虑、抑郁、恐惧等情绪。患者对未来可能发生的难以预料的某些危险因素,在没有客观依据的情况下焦虑不安。表现注意力不集中、睡眠障碍、易怒、烦躁、心悸、气促多汗等,由于对自身病情及不可预期的未来出现失望,情绪低落,有自责自罪感,甚至自杀倾向。

　　2. 恐惧　许多患者是在等待数周、数月甚至更长时间后才获得器官移植手术机会的。在准备手术的过程中,患者不断与死神进行着搏斗,求生的意志随时可能被恶化的病情或延长的等待时间所磨灭,尤其听到病友突然死亡或因移植器官排斥反应而失败的消息时,会产生无限的恐惧和不安,当得知可以进行移植手术时,患者既有绝处逢生的希望,又有对手术焦虑和恐惧的情绪反应。

　　3. 其他　移植患者同时存在一般手术患者共有的心理特征,如自尊心强、依赖性增加、猜疑心加重、感情脆弱、情绪不稳等。

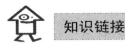

人体器官移植条例

中华人民共和国国务院令第491号,经2007年3月21日国务院第171次常务会议通过,自2007年5月1日起施行。为了规范人体器官移植,保证医疗质量,保障人体健康,维护公民的合法权益,制定本条例。在中华人民共和国境内从事人体器官移植,适用本条例;从事人体细胞和角膜、骨髓等人体组织移植,不适用本条例。

(二)器官移植术前心理问题发生的主要原因

1. 相关知识缺乏 器官移植都是身临绝境、不移植他人器官就不能存活的患者,患者对器官移植的基本知识、医疗技术及移植后生命质量、生活前景等缺乏客观认识。因此,既有绝处逢生的希望,又有对手术的严重焦虑、恐惧心理。

2. 供体器官来源不足,等待无望 由于供体器官来源不足,许多移植患者要等几个星期、几个月、几年甚至更长的时间,在此期间患者做着生与死的思想准备,希望与失望交替出现,新生的希望随时可能被健康状况的恶化或等待时间的延长所磨灭;患者会产生抑郁、焦虑和暴躁情绪。随着时间的推移,患者对死亡的恐惧感逐渐增强,自我控制能力减弱。有时会因为害怕在夜里突然死去,而变得过分警觉,以致不能入眠,这就更增加了他们对医疗措施的不信任和不合作行为。

3. 长期患病的负担 长期身体和心理的负担,昂贵的手术费用,当患者被告知需要进行器官移植时,会产生新的焦虑源,常合并自主神经功能紊乱症状,如恶心、呼吸急促、胸闷、出冷汗、心悸等。

4. 疾病本身的原因 长期肝病或肾病患者可能出现器质性脑病症状,如因毒性代谢物蓄积、贫血、高血压、内分泌问题、心血管问题或长期透析使电解质紊乱,容易出现注意力不集中、意识障碍、谵妄状态等。

二、器官移植后的心理

(一)心理特征

国外学者研究发现,器官移植后受体的整个心理反应过程可视为新脏器合并为身体一部分的一个过程,可分为三个阶段,异体化阶段、部分一体化阶段、完全一体化阶段。异体化阶段多见于器官移植后的初期,患者对移植器官有异物感。从主观心理上感觉功能不协调,觉得新器官是个异物难于被接受,有疏远感和分离感。部分一体化阶段的患者逐渐习惯其新生脏器后,异体印象逐渐消退,减少了过分关怀和关注。完全一体化阶段时,新脏器已被统一在身体的自我内部意象里,患者喜欢打听供体情况,甚至在康复后仍想方设法详细了解,并因此发生心理改变。器官移植后常见的心理反应有以下几种:

1. 异物感和排斥感 多见于术后初期,指某些患者一想到陌生人的器官在自己体内,就会产生一种强烈的异物感和排斥感。有学者统计了292例肾移植患者,发现34%的患者有心理上的不良反应,器官移植1年后高达23%。其主要表现焦虑与忧郁情绪,时刻感到不属于自己的物体进入了体内,与自身的功能不协调,自身的完整性遭到破坏。特别是提供器官

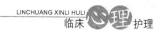

者出于非自愿时,如器官供者为意外死亡者或是被处决的犯人,这样死亡的器官被移植到患者的体内,又是一些重要器官如心、肝、肾、肺等,在术后容易产生严重的心理排斥。此外,患者的异物感及其排斥程度,还受器官移植的受体与供体两者间个人情感关系的影响。若器官提供者健在且与器官接受者有矛盾或冲突,后者就会从心理上产生对前者的排斥,甚至拒绝接受其为自己提供器官。

2. 罪恶感　是器官移植术后初期常见的心理反应。指接受器官者常有一种难以排遣的罪恶感。他们大多不能接受自己所面对的现实,即"以损害他人健康为代价来延续自己的生命",即使了解到器官的"供体"已亡故,仍觉得自己的生存机会是以他人死亡为基础的,易陷入极度的忧郁与自责。有的患者甚至无端地猜测自己的器官"供体"是死囚犯,为自己不得不依赖"罪犯的器官"生存而感到无地自容,有些产生严重罪恶感的患者,还可迅速导致其病情恶化或移植失败。

3. 认同感　当移植术患者度过急性排异期,患者逐渐习惯其新生脏器后,他们喜欢打听供体情况,甚至康复后仍想方设法详细了解供者的一切,对于供者的个性特征、生活琐事等都抱有浓厚的兴趣,对供者表现出认同。

4. 依赖感　患者表现为对医护人员、仪器、药物等的高度依赖,包括接受人工角膜移植、安装人工心脏起搏器或置换人工心脏瓣膜等治疗的患者在内,他们认为其器官功能或生命取决于医护人员、仪器、药物等,被动地接受各种治疗方案,期盼着"奇迹"的发生。

5. 异常状态　器官移植后的异常状态包括焦虑、谵妄、妄想、抑郁、精神病状态等,多数发生于术后 2 周以内。

 知识链接

器官移植的伦理学问题

　　我国器官移植数量仅次于美国,位居世界第二。器官移植与一般的医疗技术不同,因为有供体和受体,涉及很多伦理学问题。我国同世界上很多国家一样,存在器官移植技术不断发展但伦理学的发展和法规的建设滞后的问题。器官移植中的伦理学问题集中在器官来源与获取(上游)、器官分配(中游)和技术应用(下游)方面,但最主要的伦理学问题包括器官来源(尸体器官与活体器官)以及器官分配的伦理学问题。

(二)器官移植后心理问题发生的主要原因

1. 综合因素　器官移植患者长期受疾病困扰,长时间等待供体,思想处于紧张、恐惧和忧郁状态,术后承受经济和精神的双重压力,加上对死亡的恐惧,易发生早期精神异常。另外接受他人器官移植的患者,可能产生心理上的"排斥反应",视移植器官为异物,心理难以接受。

2. 术后的 ICU 环境　许多学者认为重症监护病房(intensive care unit ,ICU)的特殊环境对术后精神异常的发生起重要作用。患者术后常规进入 ICU,床前无家人陪护,手术伤口的疼痛,加之室内各种医疗设备的报警声,医护人员的各种检查、治疗和护理操作,干扰了患者的生活节奏,使患者神经系统调节失衡,进而出现一系列精神症状。

3. 术后药物应用 研究表明,大环内酯类化合物(FK-506)在使用过程中可引起精神系统并发症,表现为失眠、烦躁、抑郁、精神错乱等。大量的糖皮质激素对大脑皮质有过度的兴奋作用,免疫抑制剂和皮质激素联合应用时,会使神经精神系统的副作用发生率增加。

4. 免疫抑制剂应用后引起的感染 由于免疫抑制剂的使用,移植术后极易发生感染,这也是发生精神异常的一个原因。感染可以产生严重的代谢障碍,导致类固醇、儿茶酚胺、5-羟色胺等代谢异常,产生大量毒素,作用于脑部引起精神异常。

 临床实例心理护理

一、病史摘要

焦某,男,18 岁,在校高中二年级学生,在心脏外科行心脏移植术后,被安置在无菌隔离病房。患者平时因为高中学习任务较重和身体欠佳原因,日常生活琐事均依赖父母照顾。术后须服用大剂量激素及抗排异药物,出现脸面浮肿。焦某是外地人,不能和医护人员很好地进行语言交流。由于疾病折磨,年龄较轻,环境改变及与家人隔离,再加上他对自己未来的健康、学业等的担心,患者术后出现焦虑不安、情绪低落、沉默不语,甚至哭泣。

二、心理护理

(一)该患者主要心理问题

该患者的主要心理问题为"焦虑及抑郁:与环境改变及与家人隔离有关"。焦虑和抑郁是多数患者最常见的心理反应,但护理人员不能认为这是疾病的正常反应而不积极干预。因焦虑、抑郁症会潜在性地增加敌意和不配合。

(二)心理护理措施

1. 术前加强与患者的沟通 在患者行心脏移植手术前的一两周,医护人员应与患者进行充分的沟通交流,和其建立融洽的医患关系,然后应用相关评定量表调查患者的心理状态,根据调查结果制定宣教方案,进行个别讲解。应有计划、有目的、系统地进行与移植治疗相关的教育,包括介绍器官组织配型知识,讲解移植的过程、排斥反应的类型、免疫抑制剂的作用、术前准备项目及目的、手术的大致经过、术后的饮食要求等移植基本知识,提高患者的健康知识水平。教会患者自我放松、精神舒缓方法,改善患者的心理状态。

2. 加强术后患者的健康教育 移植术后患者最关心的是移植器官的存活与功能状态。因此,加强术后患者的健康教育很重要,使患者掌握自己的病情发展情况,术后早期的病理、生理特点及护理重点,日常生活中的注意事项等。解释服用抗排异药物及激素对治疗的意义,使其积极配合治疗。

3. 解除或缓解患者的焦虑、抑郁情绪 细心询问患者让他感到烦心的事,耐心倾听其主诉,理解患者的忧虑,并调整周围的环境,通过让患者看电视、听音乐、看报,与家人通电话等方式,使其注意力从焦虑和抑郁中转移,同时通过传递窗,让患者父母与其见面、打手势,从而增加患者治愈疾病的信心。告知患者出院后可继续读书,完成学业,解除其因疾病影响学业的顾虑。

4. 充分利用社会支持 社会支持能有效缓解移植术后患者的心理压力,减轻患者的心

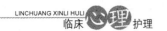

理反应,提高患者的生活质量,增加患者对术后治疗的依从性。对移植患者要给予更多的社会支持,包括社会的、家庭的支持,呼吁社会来关心爱护移植患者,并做好患者父母的思想工作,取得患者父母的支持、配合,鼓励患者多与社会接触,充分利用社会支持,使者融入社会来肯定自身的价值,提高生活质量。

知识链接

　　近年来,慢性肾衰竭患者的数量不断增加,据不完全统计,每百万人口中,每年有100～150人发生肾衰竭。近30年来,由于免疫抑制剂的应用,器官移植发展迅速,肾移植疗效的进一步提高,肾移植患者的生存期不断延长,肾移植已逐步发展成为治疗慢性肾衰竭、尿毒症的有效方法。

临床实例分析

　　翟某,男,42岁,因肾衰竭行肾脏移植手术,手术顺利,其接受肾脏移植后3个月内一直处于良好状态,但当他有一天突然获悉自己的移植肾来自一位被他深恶痛绝的亲属后,立即陷入深深的忧郁,他烦躁、失眠、不思饮食,时刻感到不属于自己的物体进入了体内,与自身的功能不协调。

　　1.翟先生出现的心理问题是　　　　　　　　　　　　　　　　　　　　　　（　　）
　　　A.罪恶感　　　B.异物感和排斥感　　　C.认同感　　　　D.依赖感
　　2.其产生心理问题的原因可能是　　　　　　　　　　　　　　　　　　　　（　　）
　　　A.综合因素　　B.术后的ICU环境　　C.术后的药物应用　　D.免疫抑制剂应用
　　　　　　　　　　　　　　　　　　　　　　　　　　　　　　　　　　　（陈香娟）

第九节　癌症患者的心理特征与心理护理

　　癌症的发病与情绪、个性及生活事件等心理社会因素有密切的关系。因此心理护理过程中帮助癌症患者建立信心、调整心态、增强生理功能非常重要,并能够更好地减少癌症患者的情绪问题,提高癌症患者的生活质量。

心理特征

　　癌症患者因不同的临床阶段、癌症类型、治疗方式可呈现不同的心理变化,而这些心理变化不仅反过来影响癌症的发展,也与癌症患者的生存质量有关。结合绝症患者的一般心理反应(怀疑否认期、愤怒发泄期、悲伤抑郁期、情感升华期),对癌症患者的常见心理特点做阶段性分析,以便针对性进行心理护理十分必要。癌症患者不同时期的常见心理特征如下:

一、癌症确诊前

在癌症确诊前,患者往往表现为焦虑,同时伴随着侥幸心理。一方面希望通过检查确诊自己到底得了什么病、病情如何、能否治愈等,这时患者表现为精神高度紧张,对周围人的言行特别敏感、多疑。另一方面,在检查的过程中,存在侥幸心理,希望医生的诊断错误或检查错误,企图以否认的心理方式来达到心理平衡。

二、癌症确诊后

否认之后,患者常会出现强烈的愤怒、恐惧和悲痛,一旦证实癌症的诊断,患者会立即感到对世间的一切都有无限的愤怒和不平,有被生活遗弃、被命运捉弄的感觉。并把这种愤怒向周围的人发泄。如常借故各种理由表现出愤怒和嫉妒,常常与亲人、医护人员发生吵闹,事事感到不如意,不顺眼,还会认为所有人都对他不起,委屈了他。同时怕周围人遗弃他,表现为惊慌失措、精神萎靡、食欲下降、失眠、易激惹、容易愤怒等。这些心理特点的常见行为表现有:大声喧哗、百般刁难、愤愤不平、哭泣、拒绝治疗,这种情绪持续一定时间,会消耗患者战胜疾病与正常生活的精力。

三、治疗阶段

在治疗阶段,患者的心理是复杂矛盾的、情绪是反复的,伴随着病情的变化往往表现为绝望与希望的交替。当开始治疗时,患者把全部希望寄托在医院,希望奇迹能够出现,自己能够得到最好的治疗,疾病得到治愈,但是在治疗的过程中,随着病情的反复及治疗过程中的痛苦,患者又产生了悲观的情绪,觉得治愈的希望渺茫,想到自己还未完成的工作和事业,想到亲人及子女的生活、前途和家中的一切而自己又不能顾及时,便会从内心深处产生难以言状的痛楚和悲伤。再加上疼痛的折磨,用药反应,则进一步转化为绝望,从而产生轻生的念头,一旦产生了这种心理之后,就可能采取各种手段过早结束自己的生命。治疗结束后,患者的病情得到了控制,身心都相对得到了放松,对生活又充满了希望,此时患者表现为活泼开朗、容易接近、容易沟通、积极配合家人和医务工作者,同时迫切地想回到以前的生活状态,回到自己的工作岗位上。

四、休养期

在休养期,患者的病情因人而异,有的长期处于稳定阶段,也有的慢慢出现了一些恶化的症状,所以患者的心理反应也不尽相同。病情处于稳定阶段的患者相对乐观一些,能够融入生活中,但毕竟是癌症患者,心理或多或少有疾病的阴影,这部分患者的消极情绪比较隐匿,不容易被人发现。表面可能乐观积极,但内心有时会悲观消极,在独自一人时默默流泪、唉声叹气、郁郁寡欢。当癌症患者的病情趋于恶化、死亡逐渐逼近时,他们中有些人更易感到万念俱灰、厌世轻生,断然拒绝治疗,尤其有些患者因受不住疾病晚期的癌性疼痛,希望以结束生命获得解脱。也有许多癌症患者虽有多种心理矛盾,但最终能认识到现实是无法改变的,惧怕死亡是无用的,而能以平静的心情面对现实,生活得更充实更有价值,在短暂有限的时间里,实现自己的愿望和理想,这就是升华。升华为积极的心理防御反应,患者把消极

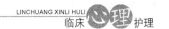

的心理转为积极的效应,以使心理通过代偿来达到平衡。患者在积极的心理状态下,不但心理平衡,而且身体状态也会随心理状态的改变朝好的方面发展。

 临床实例心理护理

一、病史摘要

患者张某,女性,65岁,经检查确诊为乳腺癌。先是惧怕癌症,每日哭泣不止,觉得自己的病情已不可能医治,只有等待死亡;后又觉得自己不可能也不应该得癌,可能是医生诊断错误。因为自己一生兢兢业业、老老实实,从没有做过对不起别人、对不起社会的事情,癌症不可能发生在自己身上,而且自己刚刚退休,正想好好享受一下美好人生,没想到当头棒喝。化疗期间,该患者不是积极配合医生进行治疗,而是胡思乱想,不敢正视现实,每日以泪洗面,放心不下子女、家庭,以为死亡将至,失去了生活信心,整天唉声叹气。

二、心理护理

(一)该患者主要心理问题

该患者为一老年女性患者,儿女成家,本打算退休后好好享受一下人生,正沉静在子孙绕膝的幸福生活中时,遭到当头棒喝,被告知患上了癌症。该患者此时的心理特点主要是:恐惧、焦虑、绝望。

(二)心理护理措施

目前很多的研究表明,癌症患者的心理因素对癌症的治疗和预后都有很大的影响,因此护理人员及家属对癌症患者进行心理护理就显得非常必要。对癌症患者的护理,要根据患者的自身的性格特点及心理特点,有针对性地开展心理护理,提高患者同病魔做斗争的信心,提高癌症患者的生活质量。针对该患者的心理护理措施有:

1.建立良好融洽的护患关系 患者入院后护士要与患者建立良好融洽的护患关系,要以亲切和蔼的态度接待患者,让患者得到亲人般的关爱,这也是进行心理护理的基础。及时评估患者的身心需要,使患者真正接受科学、整体、全方位的现代化护理,使护理工作在友好的气氛中进行。护士在与患者沟通时要注意自己的语言,语言是促进护士与患者相互交流的一种主要方式。而且患者在愤怒、悲伤等心理阶段,对语言刺激异常敏感,患者往往根据护士的言行来猜测自己的病情,因此,护士在与患者接触时一定要注意自己的一言一行,要用亲切的语言去温暖他们的心,抚慰他们的心理创伤,调理他们的心态平衡;相反,不恰当的语言行为,护士就得不到患者的信任,则很难达到预期的心理治疗效果。

2.及时了解患者心理变化 根据国内外学者和专家对癌症患者需求的研究表明,对癌症患者采取保密的做法非常不利于患者建立足够的精神准备,实际上患者此时对病症信息的需求是第一位的。新确诊癌症患者中有84%的患者需要得到有关疾病大量的信息,尤其是与治疗和预后相关的信息。

针对该患者,护理人员要多与患者进行沟通,在掌握全面情况的基础上进行心理评估,把一些必要的信息告诉患者,观察患者的心理反应,随时掌握患者的心理变化情况,了解患者真实的想法。护理人员要主动关心患者,以随意的谈话方式了解患者的职业、文化、家庭、配偶以及个人生活境遇等情况,同时还掌握患者的治疗方案和具体治疗方法,根据他们各自不同的职业、心理反应,预测他们将要或者可能出现的心理变化和心理规律,从而制定出切实有效的预防措施和心理护理方案,因病施护、因人施护,以达到变"事后护理"为"事先控制"的目的。

3. 增强患者战胜病患的信念 患者一旦获悉自己患了不治之症以后,生的欲望会降低,而死的欲望会增强。这时,护理的主要目的就在于唤起患者的希望和求生的信念。护理过程中要用坚定的表情、不容置疑的语言取得患者的信赖。再以患者微小的病情改善事实,来帮助患者排除不良的心理状态。

当患者萌发希望之后,要进一步鼓励患者积极参与到治疗与护理工作中来,并耐心倾听患者的意见。鼓励患者结交病友,以探讨疾病和护理的心得,有利于增强自信心,另外适当的增加户外活动,不仅能增强免疫力,还能使患者从压抑、焦虑、烦恼、苦闷中解脱出来,对心理起到积极的调适作用。

4. 病情变化时的心理护理 当患者出现全身衰竭、失眠、疼痛、不能进食等多种症状时,护士应密切观察病情变化,给予必要的支持疗法,除力求改善全身状况外,更应注意对患者良好的心理支持,减轻痛苦,提高生活质量,用历尽磨难终于战胜病魔的实例,鼓励激发患者的求生欲望。

5. 治疗过程中的心理护理 在患者进行手术、放疗或化疗前,不仅要向患者宣传进行这种治疗的必要性,也向患者讲清治疗期间可能出现的不良反应,使患者有足够的心理准备,主动克服困难,积极配合治疗。

6. 提高患者的生活质量

(1)定期用"生活质量综合评定量表"评估患者生活质量的水平与状况。

(2)实施手术治疗时,在不影响手术效果的前提下,尽可能减少对患者的创伤和打击,注意保护患者器官的功能和形象。

(3)在实施放疗和化疗时,用科学慎重的态度选择最佳的治疗方案,妥善处理好药物的副作用,将痛苦减少到最低程度。

(4)用有效的药物和方法缓解疼痛。

(5)调节好饮食,促进食欲,补充营养,增强体能。

(6)帮助患者制订活动计划,在身体力所能及的情况下,适当参加文化娱乐活动。

(7)尽力满足患者各方面的需求,给予充分的信息、情感和社会支持。

(8)为患者创造安静、整洁、舒适、安全的治疗和休养环境。

 知识链接

目前很多专家学者的观点认为癌症慢性病化。癌症的发生与发展是一个渐进的慢性过程,从正常细胞发展到癌细胞,最后确诊为癌症,最快 5 年,通常需要 10～20 年,甚至更长时间。2006 年世界卫生组织就有这样的新共识:癌症只是一类慢性病,主要因为癌症发展是一个渐进的慢性过程,其次是专家们认为,在免疫"监管"下,癌症可以长期休眠。癌症是生命过程中难以避免的结果,而且无法痊愈,但是可以"推延其发生,减慢其进程,减轻其伤害",美国专家报告在 80 岁上下老年人的尸解中,四分之一左右身体内患有肿瘤,美国国家疾病控制中心还预测,美国人平均期望寿命若达到 90 岁,男性 47%,女性 32% 最终死于癌症。研究资料明确,三分之一至四分之一左右的人一生中会因癌而求治。因此提高患者的生活质量就显得非常重要。

 临床实例分析

王某,男性,公务员,28 岁,3 周前无明显诱因咽痛,服增效联磺片后稍好转,1 周前又加重,发热 39℃,伴鼻出血(量不多)和皮肤出血点,咳嗽,痰中带血丝。在外院验血 Hb94g/L,WBC2.4×10⁹/L,血小板 38×10⁹/L,诊断未明遂来我院就诊,入院诊断为"急性粒细胞白血病"。查体:T37.8℃,P88 次/分,R20 次/分,BP120/80mmHg,皮肤散在出血点和淤斑,浅表淋巴结不大,巩膜无黄染,咽充血(+),扁桃体 I 度肿大,无分泌物,甲状腺不大,胸骨有轻压痛,心界不大,心率 88 次/分,律齐,无杂音,肺叩清,右下肺可闻及少量湿啰音,腹平软,肝脾未触及。化验:Hb90g/L,WBC2.8×10⁹/L,分类:原始粒 12%,早幼粒 28%,中幼 8%,分叶 8%,淋巴 40%,单核 4%,血小板 30×10⁹/L,骨髓增生明显极度活跃,早幼粒 91%,红系 1.5%,全片见一个巨核细胞,过氧化酶染色强阳性。凝血检查:PT19.9″,对照 15.3″,纤维蛋白原 1.5g/L,FDP180μg/ml(对照 5μg/ml),3P 试验阳性。大便隐血(-),尿蛋白微量,RBC 多数,胸片(-)。

医生的一句话,让小王陡然从美好人生跌入痛苦深渊。他无法接受残酷的现实,笼罩在他心头的天空是灰暗的,愁云怎么也挥之不去。他挣扎在"生命竟要结束在最绚丽时节"的悲痛漩涡中。在与医护人员的沟通交流后,他渐渐接受了事实,并一再告诫自己:既然灾难不可不免,不如勇敢地面对!人固有一死,但人的生命价值却不以生命的长短衡量,而是生存的质量。平和稳定的心态,帮助他建立了与疾病抗争的充分准备。此后在漫长的与死神抗争的过程中,他先后几次接受手术治疗和化疗,高热及疼痛折磨着他,但他始终不放弃希望,积极配合治疗。十几年过去了,回想自己闯过的"生死路",他自己也不敢相信,自己能如此顽强的活下来,并且在工作中取得了很大成就,生活也依旧幸福的继续。分析以上病史,回答以下问题:

1. 符合此患者的心理变化过程及特点的是　　　　　　　　　　　　(　　)

　　A. 绝望-悲愤-平静-充满希望　　　B. 焦虑-绝望-希望-失望

　　C. 绝望-恐惧-焦虑-接受事实　　　D. 痛苦-愤怒-焦虑-失望

2. 针对此患者的心理特点医护人员应该做哪些护理措施　　　　　　(　　)

　　A. 建立良好融洽的护患关系,尽力满足患者各方面的需求

　　B. 告诉患者已确诊为癌症,且该病治愈率很低

　　C. 增强患者战胜病患的信念,给予充分的信息、情感和社会支持

　　D. 病情反复时,护士应密切观察病情变化,给予必要的支持疗法

(余静　饶和平)

第十节　意外创伤患者的心理特征与心理护理

在全球范围内,创伤正日益成为现代社会的第一大公害。统计数据显示,全球每年死于创伤的人数高达 500 万,平均每分钟就有 9.5 人因意外创伤死亡。在中国,每年的创伤死亡人数高达 70 万,约占到全球创伤死亡人数的七分之一。创伤死亡已成为我国第五位死亡原因。

创伤事件本身及其伴随的抢救过程、手术、疼痛、入住 ICU、康复锻炼、身体和形象的改变,社会地位的变化等,均易引发遭遇意外创伤者特别是平素健康个体的严重心理创伤。

意外事件致个体的生理功能与适应能力严重受损时,常可导致其认知、情绪、行为等多方面的异常心理反应,直接关系伤者的创伤修复。若应对不当,可引发伤者的心理危机或影响其身心康复进程,甚至导致其心理疾患、永久性身心残障等。若意外创伤者能在其伤后的每个关键阶段实现有效应对,则可顺利地达成其身心适宜状态,最终实现创伤修复的理想目标。此外,意外创伤者的身心康复水平不仅关系其个人伤后数十年的生活质量,还与其家庭安定、社区和谐等息息相关。因此,临床护士尤应关注此类伤者的心理反应特点并掌握其规律,以便为实施心理评估和干预提供依据。

 心理特征

一、情绪休克、心理行为退化

意外创伤给个体造成的"打击",通常比罹患疾病更为严重。特别在受伤早期,遭遇创伤者大多无法面对瞬时由充满活力的健康人变成不能动弹、身不由己的伤残者之现实。在此强大应激源的作用下,伤者经短暂的应激或激情状态后,其心理防御机制濒临"崩溃",部分伤者可持续数天处于"情绪休克期"。情绪休克是一种超限抑制的心理防卫机制,"情绪休克"期间,伤者的反应阈值提高、速度变缓、强度减弱,对治疗的反应平淡。如伤者可表现得异常平静或冷漠、表情漠然、寡言少语,任由医护人员救治,对各种医疗处置反应平淡、无动于衷等。这种心理反应有时可持续数天。"情绪休克"可减少伤者因焦虑和恐惧所致过度身心反应,在一定程度上对个体起保护作用。但是,医护人员切不可被伤者看似"安静"的表面现象所迷惑,应较好地把握干预的恰当时机。

二、愤怒

随着伤者从"情绪休克期"逐渐复苏,部分伤者在其躯体创伤日渐康复的同时,其心理创伤却趋于加重。特别是因公致伤或斗殴的患者,表现出焦虑不安、心神不宁、暴躁易怒,对家属、肇事的对方以及医护人员莫名其妙的发怒,毫无理智的发泄,难以自控,对治疗和护理不合作,有时甚至攻击自己。

三、抑郁

患者通过一段治疗,发现意外事故给自己身体造成了不可弥补的损失,如肢体残缺、容

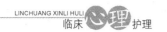

貌毁损、丧失工作和学习能力时,使患者困扰在悲痛、忧伤、抑郁失望的情绪中难以解脱,造成严重的心理创伤,特别是自己受伤又连累别人时,承受的压力更大,表现出悔恨交加、自责自罪、沮丧失望,有时还会出现轻生的念头和行为。

四、依赖

多见于一些因公伤和医疗费报销的患者,安于患者角色的现状,小病大养,对自己的能力表示怀疑,自信心减弱,呈现出患者角色强化的行为表现,见于伤前为被动和依赖性格的人。

 临床实例心理护理

一、病史摘要

吴某,男,35岁,在一起他人主责的摩托车与大蓬货车相撞的事故中发生了意外,某当即失去了意识,入院后因复合伤需接受急诊手术。他的主要伤情为:左腕开放性骨折、左腕关节脱位、右手第五掌骨骨折、右股骨骨折、右胫骨骨折等。已在康复医院度过了4个月。前2个月,他的右手因出现肌间隔综合征,需要立刻切开减压,清除腕关节及手指拳面的坏死组织。

车祸4个月后,吴某从当地康复医院出院,坐着轮椅,简单的日常生活尚不能自理,出院后准备继续门诊理疗和康复锻炼。车祸发生前,吴某的社会、家庭角色是建筑工人、丈夫、3个学龄前孩子的父亲。他曾经酗酒,有一些社会心理问题。此外,在吴某住院疗伤期间,其父去世给了他很大的打击。

吴某在接受康复锻炼的治疗中,面临着许多随时出现的挑战。他对医院的灯光和噪声很敏感,以至于他无法自控地很快、很大声地说话,充满恐惧感。他始终很担心他的未来、家庭和健康,不能自制地哭泣……

二、心理护理

(一)该患者主要心理问题

患者住院4个月,经历多次手术治疗,日常生活还不能完全自理,康复的希望渺茫;家庭负担重,而他又是家里的主要劳动力;住院期间父亲去世,面临多重打击。心理变化较大,由受伤初期的情绪休克、心理行为退化、依赖到后期的愤怒、抑郁。这些严重的心理问题可能会影响到后期的康复治疗和护理。

(二)心理护理措施

1. 重视"第一印象" 该患者为创伤急诊患者与平诊患者不同,患者没有充分的时间了解和改变护士的最初印象,因此,护士要获得患者的信赖,建立最佳的护患关系,首先应有义不容辞的义务感和责任感,细心、热情,始终保持沉着、冷静的情绪。对待患者在应激状态下出现的丧失理智的行为,应谅解,给予耐心的诱导、劝解,帮助其恰当地面对现实。有的患者出现不堪忍受折磨、拒绝合作的行为,对其应有高度的同情心,体贴宽慰患者。以严肃认真的态度、精湛的技术、敏锐的观察力和敏捷的动作保证抢救的顺利进行,树立良好的第一印象。

2. 感同身受,以诚相待　要理解患者的心理行为反应与致伤原因、程度、个人修养有直接关系,有时是不能自控的,如果我们以生硬的、机械的、硬对硬的方式对待,就会使患者产生攻击性心理行为,影响疾病的康复和身心健康。因此,我们应细心观察、了解、及时发现他们的个性特点、生活习惯,施行不同的心理护理,尊重患者的人格,维护患者的利益。以真诚去关怀护理他们,用温柔的态度去感化他们,使患者感到护士可信,能获得安全感。

3. 启迪疏导、摆脱困扰　当一个人遭受创伤并通过治疗发现自己的身体留下不同程度的伤残,身心会遭受莫大的打击,有的患者会不能自拔,出现抑郁性心理。过度的情绪压抑会使人的思维逻辑能力受到影响,产生盲目行为。如何使深受创伤的心灵得到安慰,需要我们做好患者的心理疏导工作,启迪患者控制自己的情绪,给患者以细心的照顾,使他们振作精神,主动倾诉、宣泄内心的痛苦,解除忧郁的心理。

4. 创造良好的休养环境　其目的是给患者以生理上的快感和心理上的美感,使患者在精神上和物质上都得到相应的满足,来提高患者的情绪,增强生命的活力。病室应清洁整齐、安静舒适、宽敞明亮。使患者感到充满生机,具有快乐生活的气息,转移不良的心理反应。

5. 增强社会支持　治疗期间鼓励亲属陪护,对维持患者的心理平衡、加速身心健康有着积极的意义。对有可能致残的患者要做好康复期的心理咨询,提倡主动锻炼。保持最佳的心理状态,理智面对现实和困难,逐渐恢复患者应承担的社会角色,发挥自身应有的潜能。

 知识链接

创伤后压力反应

创伤的症状并非来自事件的本身,而是因为一些起源于该事件的残余能量(residual energy)无法自身体释放,仍被限制于神经系统内持续削弱身体与精神,使得精神上的适应性降低,往往会有极度害怕、恐惧或无助感;对伤前的兴趣、爱好、事物评价在行为表现上都要重新适应,表现出以应付的态度制定解决问题的方法和减少应激的策略行为。

 临床实例分析

王某,女,20岁,未婚,因交通事故致右腿股骨骨折入院。入院后经骨科及时复位固定,恢复良好,但有可能造成轻度跛行。患者了解情况后,情绪沮丧,回答问题语声低微,时有哭泣,每天凌晨三点醒来后无法入睡,饮食不佳,体重明显下降。对原来喜欢的歌曲、动漫等也一点不感兴趣,大部分时间卧床不动。分析以上病史,回答以下问题:

1. 王女士现在的主要心理问题是　　　　　　　　　　　　　　　　　（　　）
　A. 情绪休克　　B. 攻击性行为　　　　C. 依赖　　　　　　D. 抑郁
2. 目前应采取的最主要的心理护理措施是　　　　　　　　　　　　　（　　）
　A. 启迪疏导、摆脱困扰　　　　　　B. 创造良好的休养环境
　C. 营造和谐的就医环境　　　　　　D. 尊重隐私权

(李胜琴)

第九章　异常心理患者的心理
特征与心理护理

📖 学习目标

1. 掌握精神分裂症、情感性精神障碍、神经症、癔症的概念、心理护理措施。
2. 熟悉精神分裂症、情感性精神障碍、神经症、癔症患者的心理特征。
3. 了解精神分裂症、情感性精神障碍、神经症、癔症的分型。

异常心理又称为"变态心理",是偏离正常人心理活动的心理和行为。按心理过程或症状,可分为认知障碍、情感障碍、意志障碍、行为障碍、意识障碍、智力障碍、人格障碍等。按临床精神疾病的表现或症状可分为神经症性障碍、精神病性障碍、人格障碍、药物和酒精依赖、性变态、心理生理障碍、适应障碍、儿童行为障碍、智力落后等。

第一节　精神分裂症患者的心理特征与心理护理

精神分裂症(schizophrenia)是一种常见的病因尚未完全阐明的精神病。多起病于青壮年,常有特殊的思维、知觉、情感和行为等多方面的障碍和精神活动与环境的不协调。一般无意识及智能障碍,病程多迁延,常反复发作。精神分裂症的精神症状十分复杂、多样,一般认为,除了智能障碍和意识障碍以外,几乎所有精神症状均可见于本病。基本特点是患者的精神活动与现实环境相脱离,思维、情感、行为的相互不协调。

 心理特征

一、精神分裂症患者的心理

(一)早期特征

1. 性格改变　个体原来稳定的人格特征发生了变化。原来勤快、热情、开朗、助人为乐、干净整洁的人变得懒散、对人冷淡、漠不关心身边事物、与亲友疏远、好独处、不注意个人卫生、不遵守劳动纪律、工作学习能力下降等,此时易误认为是思想问题或工作学习压力过大所致,不易识别。

2. 类神经症症状　表现出不明原因的焦虑、抑郁、不典型的强迫症状、注意力下降、各种躯体的不适、失眠及白天萎靡不振、疲劳、头痛等症状,易误诊断为"神经衰弱",但患者对症状的描述和态度不同于神经症,无自知力,也不迫切要求治疗。

3.语言和行为的改变　部分患者可因躯体疾病或受精神刺激等因素诱发,突然出现失眠、外走、兴奋、言语与行为明显异常,也可出现不可理解的语言和行为,如做鬼脸、努嘴或以某种特殊的声调说话。有的患者常喜独处且喃喃自语,可见其嘴动而听不见声音;有些人苦思冥想与工作学习无关的高深、抽象的问题,如人为什么要用两条腿走路、人类的起源等;有些人说话颠三倒四、漫无边际、周围人不可理解等。

(二)思维障碍

包括思维联想障碍、思维逻辑障碍和思维内容障碍。

1.思维联想障碍　思维联想过程缺乏连贯性和逻辑性是精神分裂症最具有特征性的障碍。主要表现为思维散漫、思维破裂、思维贫乏等。其特点是患者在意识清楚的情况下,思维联想散漫或分裂,缺乏具体性和现实性。

(1)思维散漫　交谈时患者对问题的回答不切题,所述内容游移于主题之外,结构松散、目的不明确,让人难以理解。比如,问患者名字,回答"人总是要吃饭的,很多人说我长得很帅,金帅苹果很好吃,医生我想晚上吃红烧肉"。患者在语句之间、概念之间,或上下文之间缺乏内在意义上的联系,失去中心思想和现实意义。

(2)思维破裂　患者在意思清楚的情况下,思维结构断裂,句与句之间互不相干,甚至词与词或字与字之间无意义上的联系,使听者完全无法理解和交谈。如医生问"你叫什么名字",答"吃饭、18、红烧肉"。思维破裂是精神分裂症最典型的表现。

(3)思维贫乏　患者感到脑子空空,没啥内容可想。回答问题时异常简单、单调空洞,多为"是"或"否",很少加以发挥。思维贫乏常与情感淡漠、意志缺乏构成慢性精神分裂症的三主症。

2.思维逻辑障碍　主要为逻辑倒错性思维、病理性象征思维、语词新作、诡辩性思维等。患者用一些很普通的词句、名次甚至以动作来表达某些特殊的、除患者自己以外旁人无法理解的意义,称为病理性象征性思维。比如患者脱光衣服表示自己光明磊落。

3.思维内容障碍　以妄想最为常见,原发性妄想对于精神分裂症具有特征性的诊断意义。临床上常见的有关系妄想、被害妄想、影响妄想、夸大妄想、罪恶妄想、疑病妄想、嫉妒妄想、钟情妄想、内心被揭露感等。妄想是一种在病理基础上产生的歪曲的信念、病态的推理和判断。比如患者常常认为电视播放的是自己的事情或者坚信自己是某伟人的子女等。内容以关系妄想和影响妄想最为常见。精神分裂症妄想的主要特点是:①内容离奇、逻辑荒谬、发生突然;②妄想所涉及的范围有不断扩大和泛化的趋势,或具有特殊意义;③患者对妄想的内容多不愿主动暴露,并往往企图隐蔽它。患者不愿回答与妄想有关的问题,包括对自己的亲人。

(三)情感障碍

情感淡漠、情感不协调、情感反应与思维内容以及外界刺激不配合,是精神分裂症的重要特征。

1.情感淡漠　患者常常表现面无表情、呆滞、双目无神或定神等,对亲朋好友、同事不关心;病情严重时,对周围任何事物缺乏应有的情感反应,对外界一切刺激无动于衷。

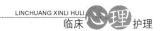

2. 情感反应不协调　患者对客观刺激表现出不相称或相反的情绪反应。在谈到自己或家人的不幸遭遇时满面笑容,经常哭笑无常、流着眼泪唱欢快的歌曲等,情感反应与思维内容不相符合。

(四)意志行为障碍

1. 意志活动减退或缺乏　慢性精神分裂症患者表现行为孤僻、活动减少、独处、缺乏主动性、行为被动、退缩,不主动与人来往,社会功能明显受损。病情严重时丧失对生活的基本要求,不料理个人卫生,不知冷暖,整日呆坐或卧床,完全脱离客观现实环境。

2. 意向倒错　如吃一些不能吃的东西(粪便、铁钉),无故伤害自己的身体。

3. 行为异常　部分患者会出现违拗、刻板、模仿等动作;有的出现幼稚、愚蠢、离奇的动作;有的甚至有冲动、激惹、自伤、伤人的行为等。

(五)其他常见症状

1. 幻觉和感知综合障碍　精神分裂症患者最突出的感知觉障碍是幻觉,幻觉见于半数以上的患者,有时可相当顽固。其特点是内容荒谬、匪夷所思、脱离现实。最常见的是幻听,主要是言语性幻听,可为评论性、议论性、命令性幻听。幻觉往往会影响患者的行为,如出现自言自语、侧耳倾听、与幻听声音争辩、愤怒或表情痛苦、泪流满面;有的患者可在命令性幻听影响下出现自杀、伤人、毁物等行为。

2. 紧张综合征　包括紧张性木僵和紧张性兴奋,两者交替出现是精神分裂症紧张型的主要诊断依据。此综合征最明显的表现是紧张性木僵,表现为精神运动性抑制。以患者缄默、不动、随意运动减少或完全抑制、违拗或呈被动性服从,并伴有肌张力增高为特征。例如长期保持一种非常扭曲的动作,严重者可出现蜡样屈曲或空气枕。紧张性兴奋可表现为不可理解的冲动或毁物、莫名其妙地长时间不停原地踏步等。

3. 自我意识障碍　患者认为自己的一部分内心体验或活动不属于自己,如头和身体分家,吃饭时手不存在,自己分裂成 2 个或 3 个人;在不同时间或同一时间内表现为完全不同的两种人格或自称变成某种动物或另一个人,丧失"自我"的感觉。

4. 自知力障碍　精神分裂症患者多存在不同程度的自知力障碍,不承认自己有病,不愿接受治疗,甚至拒绝、逃避治疗,常吐药或藏药。当病情控制后,自知力逐渐恢复,能回忆发病时自己的异常行为或思维,患者会渐渐配合治疗。

精神分裂症一般没有意识障碍,妄想、幻觉和其他思维障碍一般都在意识清楚的情况下出现,无智能障碍,自知力缺如,否认有病,不愿接受治疗,随着病情的控制,自知力可逐渐恢复。临床上精神分裂症患者常常以"睡眠差,猜疑,自言自语"为主诉就诊。一般在急性阶段,临床症状以幻觉妄想、关系(援引)观念为主,这类症状又称阳性症状。在慢性精神分裂症中,临床的主要症状是思维贫乏、情感淡漠、意志缺乏、生活懒散、孤僻内向为主,称阴性症状。

二、精神分裂症患者的临床类型

精神分裂症的分型,可根据临床占主导的症状将其划分为单纯型、紧张型、青春型、偏执型及未分化型。不同类型的起病形式、病程和临床表现均有所不同,常见如下:

(一)单纯型

本型青少年好发,起病缓慢,病程呈持续进行性加重。临床特点为日益加重的孤僻、被动、活动减少、生活懒散；情感逐渐淡漠，思维贫乏，对生活学习的兴趣愈来愈减少，对亲友表现冷淡；行为退缩，日益脱离现实生活。常常以阴性症状为主要表现，早期不易被察觉或被家人以为是"懒病、不求上进"等，治疗效果和预后较差。

(二)青春型

发病好发于 18~25 岁，呈急性或亚急性起病，2 周之内达到高峰。以联想障碍，精神活动全面紊乱，思维松散破裂，情感改变，行为愚蠢、恶作剧以及性轻浮为多见，也可见意向倒错、贪食脏食、喝厕所里的水等。言语增多，内容荒诞离奇，想入非非，思维零乱，甚至破裂；情感喜怒无常，变化莫测；表情做作，好扮弄鬼脸；行为幼稚、愚蠢、做作、奇特，常有兴奋冲动。系统治疗、维持服药可获得良好预后，但易复发。

(三)紧张型

以明显的精神运动性障碍为主要表现，紧张性木僵和紧张性兴奋交替或单独出现，可自动缓解，经积极治疗预后较好。主要分紧张性木僵和紧张性兴奋两型。

(四)偏执型

又称妄想症，为最常见的类型，发病年龄较晚，起病缓慢。以妄想、幻觉表现为主。妄想内容多荒谬离奇、脱离现实，妄想的范围逐渐扩大、泛化，大多患者可同时存在多种妄想。幻觉以批评、命令、威胁等不愉快的内容多见。大多数患者不愿暴露自己的病态体验，往往沉浸在自己的妄想或幻觉体验中，不与外界接触。患者可在较长的时间内人格保持相对完整，智能完好，尽早治疗预后较好。

(五)其他类型

精神分裂症未分化型，系指患者的精神分裂症状符合精神分裂症的诊断标准，有明显的精神病症状，如妄想、幻觉、破裂性思维或严重的行为紊乱，各型的部分症状同时存在，但又不宜归入上述分型中的任一类别。此型临床少见。

 临床实例心理护理

一、病历摘要

王某，女性，18 岁，因"孤僻少语、猜疑、行为异常 2 月"入院。患者 2 月前无明显诱因下首次出现精神异常，表现为孤僻、少语、怀疑有人要害她，不爱出门，有自语自笑现象，家属未予重视，一直未就诊。近几天病情加重，不吃饭，认为饭里有毒药，家属无法管理，带来我院住院治疗，诊断"精神分裂症（偏执型）"收住入院。入院精神心理检查：意识清，定向全，接触被动，多问少答，存言语性幻听，有自语现象，存关系、被害妄想，存思维被洞悉、思维被控制感。情绪稳定，情感平淡，反应不协调，时有自笑，意志要求减退，生活懒散，自知力缺乏。入院后予以抗精神病药物治疗、心理治疗、音乐治疗等，在住院期间患者有过冲动伤人行为，常拒绝服药，有藏药现象，对住院不安心，认为自己没有病，要求回家、威胁医护人员不让其回家就死在医院，且用毛巾挂在窗户上上吊，被护理人员发现后及时制止，经过 3 个月的治疗、护理，患者痊愈出院。

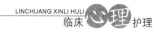
二、心理护理

(一)该患者主要心理问题

该患者2个月前出现心理异常,被家属骗来住院治疗,不承认自己有病,问答切题,回答被动,不愿与人交谈,常一人立于窗前自言自语,问之否认自己的行为,智能表现无殊,根据病史及临床表现,该患者的主要心理问题有关系妄想、被害妄想、思维被洞悉、思维被控制感等思维障碍;情感淡漠、情感不协调、情感反应与思维内容以及外界刺激不配合等情感障碍;意志要求减退、生活懒散等意志行为等障碍;社会功能受损,不能与人正常交往、自知力缺乏等问题。

(二)心理护理措施

针对以上心理问题分析,护士应给予的心理护理措施为:

1. 发病早期的心理护理　因精神分裂症患者早期症状不具有特异性,症状的出现频率较低,患者对其有合理化的解释,且其他方面基本正常,往往失去最佳的治疗时机;患者、家属常常抗拒治疗,不能很好地完成疗程。所以护士要拥有丰富的专业知识,能识别一般的异常心理特征,给予合适的心理护理及指导,帮助患者及家属尽早接受现实。

(1)与患者建立良好的护患关系　精神分裂症患者意识清晰,智能良好,无自知力,不安心住院,对医护人员有抵触情绪。只有与患者建立良好的护患关系,取得患者信任,才能深入了解病情,给予支持性心理护理,有利于顺利完成观察和护理工作。护士应主动接触、关心、尊重、接纳患者,温和、冷静、坦诚、热情、和蔼的形体语言、富有同情心的语气对待患者,要改善周围环境,排除可能引起激惹情绪的诱因,全面关心患者的生活,对家属给予安慰和指导,帮助患者及家属从心理上接受患者患病的事实,配合医生的诊治,使患者早日恢复健康。

(2)早期心理社会干预　在积极治疗的同时,应尽早给予心理社会干预,帮助患者建立良好的家庭、社会支持系统,通过教育改善患者和家庭两者的合作和依从性,减少环境中的不良应激,避免对患者的指责和过分关心,提高患者对疾病的认识,使患者更容易接受治疗,能更好地适应病后的环境,培养患者与他人的交往能力。早期心理社会干预的措施,包括治疗和康复过程中的心理教育、家庭干预、疾病过程中对症状的监察、依靠初级保健组织对精神症状的早期发现以及与医务人员的密切联系等。

(3)正确运用沟通技巧　护理人员耐心倾听患者的诉说,鼓励其用语言表达内心感受而非冲动行为,并作出行为约定,承诺今后用其他方式表达愤怒和激动情绪。与患者交谈时,态度亲切温和,语言具体、简单、明确,给患者足够的时间回答问题,不训斥、责备、讽刺患者。不与患者争论有关妄想的内容,而是适当提出自己的不同感受,避免一再追问妄想内容的细节。对思维贫乏的患者,不要提出过多要求。

2. 急性期的心理护理　此时护士要特别注意接触患者的方法和交往艺术,要迂回曲折地接近患者,寻找和患者的共同点。通过观察患者的表情、姿态、态度和动作,发现其存在的心理问题和需求,也可通过迂回的言辞与患者交流,目的在于稳定患者的情绪,以便进行治疗和管理。经过强化治疗后患者就比较稳妥地渡过急性期。

3. 治疗期间的心理护理　配合医生做好支持性心理治疗和领悟治疗,鼓励其说出对疾病和有关症状的认识及感受。倾听时应对每一诉说作适当限制,不要与患者辩论,仅在适当时机(如幻觉减少或妄想动摇时),才对其病态体验提出合理解释,并随时注意其反应。

4.特殊状态下的心理护理

(1)幻觉状态下的心理护理 应密切观察患者的情绪变化和言语行为表现,了解幻觉的类型、性质。运用适当的沟通技巧,耐心倾听,不与其争论幻觉内容,避免在患者看不到却听得到的地方说话、发笑或说悄悄话,给予其同情和安慰,稳定其情绪。鼓励和督促患者参加各种工娱治疗活动,分散注意力。病情好转后,与患者讨论分析病态体验,帮助其认识疾病,促进康复。

(2)妄想状态下的心理护理 患者在妄想的影响下,可出现自杀伤人、冲动毁物、拒食拒药等行为,护士应掌握妄想的内容对症护理。例如,对被害妄想患者,护士应耐心说服解释,外出有人陪伴,拒食时可采用集体进餐,及时转移被害妄想的嫌疑对象,注意安全;对有关系妄想的患者,在接触时语言应谨慎,不要过早否定患者的病态思维,不要在患者附近交头接耳、发出笑声或谈论其病情,以免患者猜疑,强化妄想内容,对患者的怪异行为采取不辩论、不训斥,但不轻易迁就;对有疑病妄想的患者应耐心倾听,并鼓励患者参加各种有益的工娱治疗活动;对有自杀倾向的患者,禁止其单独活动和在危险场所逗留,外出检查等要严密监护陪伴患者。

(3)冲动与暴力行为发生时的心理护理 护士应重点观察,事先预防。当患者出现躁动不安、神情紧张、攻击辱骂性行为,以及不满、气愤、挑剔、抗议、摔东西等失控行为时要及时有效地干预,必要时采取保护性措施。行为控制后与患者一起讨论,让患者说出自己的感受并给予理解和帮助。

(4)患者自杀、自伤的心理护理 一旦患者发生自杀自伤等意外事件,应立即将其他患者隔开,迅速组织抢救。抢救复苏后做好心理安慰,鼓励患者说出内心真实的感受,了解其心理状态,制定针对性防护措施。

(5)患者不合作的心理护理 首先要了解不合作的原因,对因处理。护士应主动关心、体贴、照顾患者,使患者感到自己是被重视被接纳的。选择适当的时机进行宣教,帮助患者了解自己的疾病及用药的必要性。

5.缓解恢复期的心理护理

(1)认知纠偏 在患者恢复自知力后可采取认知纠偏的方法。首先要帮助患者找出对疾病、治疗等错误的认知,利用识别自动思维、检验假设、检查证据、替代思维、当自己的辩护律师、挑战错误的两极化思维、给患者布置作业等方法,纠正患者错误认知。

(2)心理疏导 患者病情好转,自知力恢复,面对所患疾病的事实及回归社会后可能会受到周围人群的歧视等,患者会产生自卑、焦虑、情绪低落、悲观失望、对生活缺乏信心等不良情绪。此时应向患者介绍有关的精神疾病知识及心理健康教育,以诱导、解释、启发、安慰等方法,鼓励患者积极面对现实,正确理解和对待各种家庭、社会心理矛盾,正确对待自己的疾病。要积极培养患者的社会适应能力,应鼓励患者参加各种活动,做一些较轻而又安全的劳动,丰富患者的生活内容,逐步培养他们的社会适应能力。

(3)心理社会教育 是让患者及其家属对所患疾病的性质有所了解,并认识有存在复发的危险性,教育患者及其家属减少心理应激以及心理压力的应对措施,理解维持服药的重要

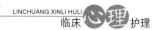
性和治疗中可能发生的副作用及其处理方法,提高用药的依从性。

6.家庭心理援助 一方面精神分裂症患者家属对家里有该类患者会感到自卑,大多不愿意让他人知道其病况,因此往往使患者得不到及时的治疗及其他社会支持;另一方面亲人的关心、帮助和庇护可以很大程度上减少疾病的复发,且能及时发现患者的异常,让患者尽早得到治疗。医护人员应告之必要的疾病特征的识别和预防的有关知识,还应教会家属识别药物的不良副作用,强化24小时监管措施;家属应关心患者的睡眠,帮助患者养成良好的睡眠习惯,改善睡眠环境,减少疾病复发。

(三)心理护理效果

经过3个月的治疗、护理,患者表现安静,接触配合,能主动与周围人群良好交往,妄想、幻觉内容消失,情感反应协调,日常生活自理良好,自知力恢复,服药主动,对自身的疾病有一定的认识分析能力,家属、患者对疾病知识有一定的了解,表示回家后将遵医嘱继续服药,预防复发。

 知识链接

木　僵

严重木僵患者,精神运动性抑制,无防卫能力,生活不能自理,但意识清楚。因此,要将患者安置在易观察的单独病室,保持环境的安静和安全,既要防止遭到其他患者的伤害,也要防止患者突然由木僵转为紧张性兴奋而冲动伤人、毁物;做各种治疗护理时要简单说明目的,并避免在患者面前谈论病情及无关的事情,减少不良刺激。

精神分裂症会遗传吗

一级亲属患精神分裂症的危险度比普通人高10倍以上,与患者血缘关系越近,患病率越高,有研究认为精神分裂症是遗传易感性和环境因素共同作用的结果。

 临床实例分析

陈某某,男性,24岁。因胡语、猜疑4年,加重5天就诊。患者于4年前无明显诱因下出现精神异常,表现胡语、猜疑,称别人害他,行为莫名其妙。曾在台州、衢州等及多地治疗,诊断均为"精神分裂症"。近4、5天患者病情加重,表现为无故外跑,称有人叫他,言语紊乱,夜间睡眠差,今被家人送来住院治疗。入院后表现,面无表情,言语东拉西扯,警惕性较高,讲话时东张西望,个人生活不知料理。医疗诊断:精神分裂症-偏执型。分析以上病史,回答以下问题:

1.该患者思维障碍特征性症状有　　　　　　　　　　　　　　　　　　　　(　　)

　　A.病理性象征性思维　　　　　　　B.思维贫乏

　　C.言语性幻听　　　　　　　　　　D.被害妄想

2.该患者的主要心理特征有　　　　　　　　　　　　　　　　　　　　　　(　　)

　　A.言语性幻听　　　　　　　　　　B.被害妄想

　　C.思维散漫　　　　　　　　　　　D.意志行为减退

3.下例心理护理措施不妥的是　　　　　　　　　　　　　　　　　　(　　)

　A.与患者建立良好的护患关系　　　　B.因有被害妄想,拒食时可采用单独进餐

　C.不要在患者附近交头接耳　　　　　D.鼓励其说出对疾病有关的认识及感受

(邵翠萍　李胜琴)

第二节　情感性精神障碍患者的心理特征与心理护理

情感性精神障碍(affective disorder)也称心境障碍(mood disorder),是以显著而持久的心境或情感改变为主要特征的一组疾病。主要表现为情感高涨或低落,伴有相应的认知和行为改变,可有精神病性症状,如妄想、幻觉等,但属于激发和从属的。临床上主要分为双相障碍和单相躁狂或抑郁。反复发作的单相抑郁最常见,双相患者仅为单相抑郁的一半,单相躁狂较少见,约占全部情感障碍的5%～10%。情感障碍预后一般较好,部分可有残留症状或转为慢性。

 心理特征

根据《中国精神疾病分类方案与诊断标准(第三版)》(CCMD-3),情感障碍包括躁狂发作、双相障碍、抑郁发作、持续性心境障碍等几个类型。

一、躁狂发作

躁狂发作(manic episode)是一种异常夸张的欢欣喜悦或愉快的情感状态,典型的躁狂症的基本临床表现是"三高"症状,即情感高涨、思维奔逸和活动增多。躁狂症状必须持续存在1周以上才考虑躁狂症的诊断。

(一)心境高涨或易激惹

此为必备症状。患者主观体验特别愉快,自我感觉良好;内心体验与周围环境相符合,具有"感染力",能引起周围人的共鸣;部分患者以易激怒的心境为主,表现蛮不讲理,好吵斗,好似有股"怨恼"的情绪,甚至会有破坏和攻击行为,但很快转怒为喜或又赔礼道歉。

(二)思维奔逸

患者自述脑子反应特别快,好像加了"润滑剂","舌头在和脑子赛跑","不假思索可出口成章",表现为滔滔不绝、口若悬河,但讲话的内容较肤浅,凌乱无意义,方向不确定;话题常"随境转移",即随外界环境改变而转移,有的可出现音联和意联,按词汇的同音押韵或意义相近来转换话题。

(三)活动增多

表现精力旺盛,自感全身有使不完的劲;被动注意增强,做事常常虎头蛇尾,有始无终,爱管闲事,好打抱不平;对自己的行为缺失正确判断,如任意挥霍钱财,乱购物,随意将礼物赠送同事或陌生人,社交活动多,与人交往自来熟,对人、对事、对周围环境无陌生感,行为轻浮,且好接近异性,性欲亢进。

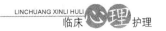

(四)精神病性症状

患者可有夸大妄想、关系妄想等精神病性症状,也可出现与心境一致的幻觉。幻觉常见于幻听,内容大多是称赞自己的才能、权力或外貌的,与其情绪相符合。妄想的内容常常与自我评价过高密切相关。患者自认为是世界上最聪明、最漂亮的,能力最强,最富有,能解决所有问题。甚至形成夸大妄想,自称有显赫的家族或权威的地位,如称自己是"主席、元帅"、"整个世界都在自己的脚下",由此可派生出被害妄想,认为别人嫉妒他的钱财和地位,要加害于他,妄想多继发于情感高涨,持续时间不长。

(五)躯体症状

常表现为面色红润、两眼有神、心率加快、食欲增加,但因活动增多,可出现消瘦,性欲亢进,睡眠需要减少,表现入睡困难,每日睡眠时间为 2～3 个小时。

二、抑郁发作

抑郁发作(depressive episode)的表现按心理过程内容概括为"三低症状",即情绪低落、思维迟缓和意志减退,但不一定出现在所有的抑郁症患者身上,目前对抑郁症归纳为核心症状、心理症状群与躯体症状群三个方面。

(一)核心症状

抑郁的核心症状包括情绪低落、兴趣缺乏、意志行为减退。表现闷闷不乐到悲痛欲绝,生活充满了失败,一无是处,对前途存在无望和无用感,常有无助感;对以前喜爱的活动缺乏兴趣,丧失享乐能力;常常感到疲乏无力,打不起精神,行动迟缓,语调低沉,语速缓慢,常有"脑子生锈了"的感觉,严重者可终日卧床不起。

(二)心理症状群

主要表现焦虑、自罪自责、消极自杀;精神运动性迟滞或激越,也可出现妄想、幻觉及注意力和记忆力等认知能力下降,自知力可受损,可伴发躯体症状,如胸闷、心跳加快和尿频等。患者对自己既往的一些轻微过失或错误痛加责备,认为自己给社会或家庭带来了损失,使别人遭受了痛苦,自己是有罪的,应当接受惩罚,甚至主动去"自首"。

(三)躯体症状群

患者具有特殊的面部表情:嘴角向下垂挂,两眉紧蹙,两眸凝含泪珠,如稍作启诱,便泪如雨下,弯腰垂首,双肩下垂,动作较少,甚至端坐半晌而姿势不变。表现为:睡眠紊乱,多为失眠(少数嗜睡),早醒为特征性症状;食欲紊乱,表现为食欲下降和体重减轻;性功能减退;也可出现慢性疼痛,为不明原因的头痛或全身疼痛。大多症状晨重夜轻,患者不适以早晨最重,到下午和晚间有不同程度的减轻。

三、双相障碍

双相障碍指反复(至少 2 次)出现心境和活动水平紊乱的发作,有时表现为情感高涨、活动增加等躁狂症状;有时表现为情感低落、活动减少等抑郁症状,发作间期基本缓解。如果在目前疾病发作中,躁狂和抑郁症状同时存在,临床表现都很突出,如情感高涨而活动减少,情感低落而思维奔逸,持续病期不短于 2 周,诊断为双相障碍混合发作。

四、持续性心境障碍

(一)病理性心境恶劣

病理性心境恶劣原称抑郁性神经症,是一种持久的以心境低落状态为主的轻度抑郁,感到心情沉重、沮丧,对工作学习缺乏兴趣和热情,对未来悲观失望,精神不振,不会出现躁狂发作。常伴有焦虑、躯体不适感和睡眠障碍,但无明显的精神运动性抑制或精神病性症状。恶劣心境与生活事件和性格有关。

(二)环性心境障碍

环性心境障碍主要特征是持续性心境不稳定,心境变化幅度相对较少,极少严重到轻躁狂或轻度抑郁的程度。心境不稳定通常与生活事件无关,但与人格特征有密切关系。

 临床实例心理护理

一、病历摘要

李某某,男性,21 岁,因"眠差、少语、不乐 3 年,加重半年"入院。患者 3 年前,无明显诱因下,出现高兴不起来,读书费力,成绩下降,发呆,勉强高中毕业后应征入伍,在新兵连期间,也显得格格不入,不想去做事,分到连队更加孤僻,不和别人说话,部队领导谈话,也不理睬,不想去站岗和训练。近半年,出现夜间早醒或入睡困难,醒来后一个人在床上翻来覆去,唉声叹气,反复说自己压力很大,想去自杀,经常在站岗和搞卫生时发呆,部队领导觉其异常,遂送来我院治疗,诊断"抑郁症"。精神检查:意识清,定向全,对周围环境的改变无所谓,主动言语少,接触被动,思维黏滞,多问少答,自我评价低,自我感觉差,做事缺乏兴趣,情感低落,注意力不集中,意志活动减退,有消极行为,自知力部分存在。应用精神科药物治疗 60 天,症状消失,言语表情举止如常。回忆病中体验,说自己心情不好,脑子迟钝,对一切事物不感兴趣。

二、心理护理

(一)该患者主要心理问题

本患者主要心理问题是情绪低落、思维迟缓和意志减退等"三低"症状;有消极厌世言行,自我感觉差,自我评价低,社会适应能力下降等问题。

(二)心理护理措施

患者抑郁症状典型,病程较长,未经过系统治疗,伴有不同程度的社会功能损害,给患者造成痛苦和不良后果,需要给予必要的心理护理,主要护理措施为:

1. 建立良好的信任性护患关系　用良好的服务态度建立良好的护患关系,与患者讨论并接纳其抑郁体验,创造理解和同情性的气氛,鼓励患者诉说自己感受的痛苦和想法。对思维迟缓者,应耐心地运用治疗性沟通技巧,鼓励患者表达他的思想、情感,专心倾听,允许其哭泣,并注意尊重患者的隐私权。

2. 心理疏通　护理人员与患者沟通的过程中,对患者的不良心理状态进行疏通和引导,以促进患者心理健康。

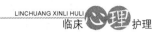

（1）帮助患者正确的评价自己的能力和所承受的压力　该患者对自己的能力出现过低的估计,常常产生悲观失望的情绪,护士要引导患者了解自己目前的健康状态,并根据自己的健康状况做出适当的、符合自己客观情况的选择。

（2）鼓励患者找到适当有效的途径进行心理宣泄　抑郁症患者能够承受的精神压力很低,护士应帮助患者找到适当的宣泄途径,适当的宣泄是疏导患者心理压力的有效方法。患者在宣泄时,护士应该陪伴在旁边安慰患者,防止意外发生。

（3）调动患者的主观能动性,培养积极稳定的情绪,提高个人应对能力　帮助患者分析影响自己疾病好转的一些主观因素,鼓励患者主动想办法避免那些不利因素,调动主观能动性,使消极因素转化为积极因素,促使患者培养稳定的情绪,提高个人应对的能力。就是说,让患者明白自己的问题还必须自己解决,尤其对待心理上的困惑,其他人只能是帮你指出问题、分析问题,最后解决问题还在于自己时,就可冷静下来,积极思索。

3. 建立新的应对技巧　护理人员要训练患者学习新的心理应付方式。在护理过程中,要积极营造、利用一切个人或团体的人际交往机会,改善患者以往消极被动的交往方式,逐步建立积极健康的人际交往方式,改善社交技巧,另外,还应改善患者处处需要别人关照和协助的被动心理,并通过学习和行为矫正训练的方式,改变患者的病态应对方式,建立新的应对技巧,为患者今后重新融入社会,独立处理各种事务创造良好基础。护理人员还应提供适当的教育,加强患者的适应性行为反应,忽视不适应行为,从而改变患者处事方式,提高应对能力。

4. 特殊状况下的心理护理

（1）睡眠异常的心理护理　该患者的睡眠障碍主要表现为早醒,而早醒又会加剧患者的情绪低落,患者发生的许多意外事件,如自杀、自伤等,就发生在这种时候。因此,护理人员应以坚定的语气鼓励或陪伴患者在白天从事多次短暂的活动,入睡前喝热牛奶、洗热水澡等协助患者入睡。

（2）防止暴力行为发生　暴力行为包括杀人和自杀,尤其是自杀,是护理的重点。护理人员必须随时了解患者自杀意志的强度及可能采取的方法。谨慎地安排患者生活和居住的环境,使其不具有自伤的工具。但最有效的方法是建立一个可以帮助患者减少痛苦情绪的环境,同时加强护理巡视,早醒时应予以安抚,使其延长睡眠时间。

5. 改善抑郁情绪　护理人员在照顾患者时,首先要具备温和、接受的态度,要有耐心和信心。抑郁患者往往情感低落、对任何事物都失去兴趣,甚至可能会为自己的无效交流而感到无能为力、沮丧、害怕、生气或愤怒。这就要护理人员以平常心态接受患者,必须有耐心并相信患者有可能改变。其次,要鼓励患者抒发自身的感受。患者因思维迟钝而言语减少及语速缓慢,在沟通过程中,应允许患者有足够反应和思考时间,并耐心倾听,不要表现出不耐烦、不关心甚至嫌弃的表情和行为;与患者交谈时,应避免使用简单生硬的语言,更要避免使用训斥性的语言,以免加重患者的自卑感;也不要过分认同患者的悲观感受,避免强化患者的抑郁情绪。交谈中还应选择患者感兴趣的或较为关心的话题,鼓励和引导他们回忆以往愉快的经历和体验,用讨论的方式抒发和激励他们对美好生活的向往。缄默不语时,护理人员要静静地陪伴,并以非语言的方式(如眼神、手势、轻轻地抚摸等)或简单、中性、缓慢的语言传递、表达对患者的关怀和支持,通过这些活动慢慢引导患者注意外界,逐渐表达其自身的感受。

6. 阻断负向思维 抑郁症患者的认知方式总是呈现一种"负向的定式",对自己或外界事物常不自觉地持否定的看法(负性思考),护理人员必须设法打断患者的一些负性思考,让其从负性情绪中摆脱出来,协助患者确认这些负性思考,然后设法打断这种负性循环。可以协助患者回顾自身的优点、长处、成就来增加患者对自身或外界的正向认识,减少患者的负性思考,培养正性的认知方式。

7. 认知纠偏 抑郁症最大的风险是自杀。自杀的认知主题:一是高度的绝望感,绝望程度越高越有可能自杀;二是感到不能应付生活问题,断定所遇到的问题不可能解决,会感到无路可走。让患者了解到事情有解决的可能性和可实行性,降低患者的绝望感,可以纠正不合理认知,降低自杀风险。

(三)心理护理效果评价

患者住院 60 天,经过对症治疗及心理护理,患者病情好转,情绪稳定,夜间睡眠好转,能主动与工作人员交流发病时的感受,个人生活自理良好,对今后的工作生活有规划,无消极厌世言行;患者及家属对所患疾病知识及药物作用与副作用表现有一定的认识。

 临床实例心理护理

一、病历摘要

张某某,男性,35 岁,工人,因"兴奋话多,言语夸大伴动作增多、易激惹 1 周,总病程 10 年"而入院,患者于 2003 年元月上旬无明显诱因下出现话多,无故指责他人,到单位无理取闹,要领导打报告到省里批钱给他,否则就要罢他们的官。中断工作,声称要做生意,多赚钱,无控制地购买,将烟和书籍送给陌生人。活动增多,整日忙碌不停,夜间少眠。患者语言轻浮,发病时好接近女性。生活尚能自理。一般每次发病历时数周,病情缓解后一切表现正常,无残留症状。本次入院前再次中断工作,言语增多,话说不停,到处游逛。患者还扰乱社会秩序,站在马路上"指挥交通",称自己是很了不起的大人物,其亲戚是当"大官"的。家属无法管理,送入本院治疗。入院精神检查:仪态不整,服饰不整,对环境无陌生感,并主动握手问好。兴奋话多,滔滔不绝,难以打断其语流。在病房中演说:"钓鱼岛是中国的,伟大的中国人民前进吧,冲锋吧,永远前进!"患者自我感觉特别好,自诉脑子特别灵活,心情特别愉快,头脑中有什么想法就要说出来,自感脑子与嘴巴在比赛。常好管闲事,做事忙乱,有头无尾,在病房指手画脚,一副指挥员的派头。在病房频频提出不合理的要求,未予满足就大发脾气,拍桌子骂人。食欲显著增加,有时掠夺他人食物;夜间睡眠少,常不停走动,自称为"巡视查房,首长要关心下级同志"。否认自己有精神病,来医院是为了体验生活,"吃得苦中苦,方为人上人"。住院后给予碳酸锂治疗,入院后第二周精神症状消失,自知力恢复。

二、心理护理

(一)该患者主要心理问题

患者病史 10 余年,反复发作,心理特征基本相同,主要有:心境高涨和易激惹、活动增多和思维奔逸等"三高"症状,同时还存在夸大妄想、关系妄想等精神症状,并伴有食欲增加、性欲亢进、睡眠需要减少等症状。

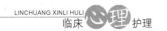

(二)心理护理措施

1. 建立良好的信任式护患关系　患者的信任是成功心理护理的基础,只有得到患者充分的信任,才能与患者建立起良好的护患关系。护理人员必须掌握多学科知识,通过自身的言语、表情和动作及强烈的责任感和同情心,让患者感觉到你有能力且愿意为他解决问题,使之乐于主动沟通和交流。患者诉说的诸多感受,往往并非真正的内心感受和体验,而是用否认的意念来逃避真正的想法。因此,良好的护患关系有利于护患间的沟通和交流,让患者表达内心的真实想法,以利病情的缓解。

2. 心理支持　护士要善于与患者建立良好的、互相信任的治疗性人际关系,利用已有的专业知识来关怀、支持患者,使患者提高应付危机的技巧能力,提高适应困难的能力,帮助患者走出心理困境。

(1)营造适宜的病房环境　患者躁动不安,很容易受周围环境刺激,因此,提供一个陈设简单、空间宽大、安静的环境,常具有镇静作用,可以稳定患者的情绪。

(2)帮助患者适应病房环境　因疾病的原因,极易与病友产生冲突,护士要帮助患者适应新的患者角色,了解作为患者应具有的权利与义务,并与病友建立起友好互助的病友关系。

(3)家庭社会关系的支持　护士要善于调动患者家庭成员及社会关系中的各类成员间的能动性,给予患者充分的关心和安抚,缓解患者急躁的情绪,促进疾病的康复。

3. 心理疏导　医护人员与患者沟通过程中应对其进行疏通和引导,引导患者朝建设性方向消耗过剩的精力。该患者表现精力充沛、不知疲倦,且判断力差、要求多,不予满足,易使精力的发泄变成破坏性,不仅伤害自己,也伤害别人及损坏周围的物品。护理人员可安排既需要体能又不需要竞争的活动项目,如:健身器运动、跑步等。也可鼓励患者把自己的生活"写"或"画"出来,这类静态活动既减少了活动量,又可发泄内心感受。对患者完成的每一项活动,应及时予以鼓励和肯定,以增加患者的自尊,避免破坏性事件的发生。

4. 灵活运用沟通技巧　可采用引导、转移注意力等方法,鼓励患者表达内心的真实想法,帮助患者逐渐认识自己的疾病,有利于病情的缓解。

5. 满足患者的合理要求　指导和帮助患者正确评价和认识自我,学习控制情绪的方法。对于不合理或无法满足的要求,也应态度和蔼、耐心解释和劝说,不宜简单的拒绝,以免激惹患者。

6. 暴力行为发生时的心理护理　患者易激怒、好管闲事、好指挥周围人群,不与之配合,动辄暴跳如雷、怒不可遏,甚至出现破坏和攻击行为。护理人员需及时了解患者既往发生暴力行为的原因,评估这些原因是否仍然存在;或是否有新的诱发因素出现,设法消除或减少这些因素。此外,护理人员还需善于早期发现暴力行为的先兆,如情绪激动、挑剔、质问、无理要求增多、有意违背正常秩序、出现辱骂性语言、动作快而多等,以便及时采取预防措施,设法稳定患者情绪,避免暴力行为的发生。对处在疾病急性阶段的患者,应尽可能地满足其大部分要求,对于不合理、无法满足的要求也应尽量用缓和的方法拒绝,以免激惹患者。

7. 认知纠偏　选择适当时机让患者认识自己的情感失控是病态,从主观上能够主动调整情感和行为。随着病情的好转,教会患者克服性格弱点,正确对待疾病和面对未来,了解掌握坚持长期治疗防止复发的重要性和具体措施。

(三)心理护理效果评价

患者住院 26 天,经过对症治疗及心理护理,患者表现安静,情绪稳定,行为、动作恢复正常,夜间睡眠好,食欲正常,能与周围人群和睦相处,能回忆发病时的真实感受。

 知识链接

抑郁症的相关知识

据 WHO 的调查推测,约有 1/5 的女性、1/10 的男性在有生之年可能罹患抑郁症;抑郁症者中最终会有 15% 的患者死于自杀,构成所有自杀人口的 1/2~1/3;抑郁症患者偶尔会出现"怜悯杀人"或"夸大性自杀",导致极严重后果。

 临床实例分析

彭某某,男性,30 岁,"兴奋、话多,言语夸大 2 天,有往史"入院。患者 1999 年无明显诱因情况下出现精神异常,表现兴奋、话多,讲别人看不起他,言语夸大,称自己以后要造大房子。患者曾经出现过少语、少食,情绪差。患者曾经反复多次住我院,诊断:"双相情感障碍"。近两天出现兴奋、话多,言语夸大,情绪高涨,易激惹,脾气差而被家人送来住院。入院后表现意识清,定向力全,接触合作,问话能答,言语偏多,称自己心情很好,自我感觉良好,好管闲事,称自己家里的土地被征用,以后就没有饭吃了,称村支书把田地都变成水渠,对自己的路有影响。情绪不稳,易激惹,找村干部理论,不予满足就发脾气,不达目的不罢休,动作行为冲动,无故乱砸东西,无自知力。医疗诊断:双相情感障碍,目前为不伴有精神病性症状的躁狂发作。分析以上病史,回答如下问题:

1. 该患者目前的典型心理症状有　　　　　　　　　　　　　　(　)

    A. 心境高涨和易激惹　　　　　　　B. 思维贫乏

    C. 意志行为增强　　　　　　　　　D. 思维敏捷

2. 为预防患者发生暴力行为,以下不妥的心理护理措施有　　　(　)

    A. 建立良好的信任性护患关系

    B. 了解患者既往发生暴力行为的原因

    C. 引导患者朝建设性方向消耗过剩的精力

    D. 坚决拒绝患者不合理要求

3. 应给予该患者合理的心理护理措施有　　　　　　　　　　　(　)

    A. 给予心理支持　　　　　　　　　B. 灵活运用沟通技巧

    C. 教会患者克服性格弱点　　　　　D. 满足患者的合理要求

(邵翠萍)

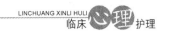

第三节　神经症、癔症患者的心理特征与心理护理

神经症（neuroses）又称神经官能症或精神神经症，是一组有一定人格基础，起病常受心理社会因素影响的精神障碍的总称。CCMD-3（中国精神障碍分类与诊断标准第三版）将神经症分为以下几类：恐惧症、焦虑症、强迫症、躯体形式障碍、神经衰弱、其他或待分类的神经症等 。神经症的不同类型的临床表现虽然各异，但却有一些共同的特征：

（1）是一组心因性障碍，人格因素、心理社会因素是主要致病因素，但非应激障碍。

（2）是一组功能性障碍，障碍性质属功能性而非器质性，具有精神和躯体两方面症状。

（3）病前具有一定的人格特征但非人格障碍。

（4）各亚型有其特征性的临床相。

（5）神经症是可逆的，外因压力大时加重，反之症状减轻或消失，无精神病性症状。

（6）社会功能相对良好；病程大多持续迁延。

（7）自知力充分，疾病痛苦感明显，有求治要求。

 神经症患者的心理特征

一、恐惧症

恐惧症（phobia）是一种以过分和不合理的惧怕外界客体或环境为主的神经症，恐怖症状为主要临床表现。患者明知没有必要，但仍不能停止恐惧发作，且发作时往往伴有显著的焦虑和自主神经症状。患者极力回避所害怕的客体及情境，或者带着畏惧去忍受，严重影响了患者的正常生活。恐惧症主要分为：场所恐惧症、社交恐惧症、单一恐惧症。

（一）场所恐惧症

较常见，多在 20～30 岁起病，女性多于男性。恐惧对象主要为某些特定环境，如高处、广场和拥挤场所等。患者对公共场所产生恐惧，不敢到这些地方去。许多患者因为想到在公共场所会精神崩溃就恐慌不已，因此对恐惧情境极力回避。

（二）社交恐惧症

恐惧对象主要为社交场合和人际接触等，如害怕见人时脸红称红脸恐惧症，怕与人对视称对人恐惧症。主要表现为在社交场合时感到害羞、局促不安、尴尬、笨拙、害怕被人审视，一旦发现别人注意自己就不敢抬头、不敢与人对视，甚至感到无地自容。患者常伴有自我评价过低和害怕批评，可出现脸红、手抖、出汗、恶心或尿急等症状，症状可发展到惊恐发作的程度。

（三）单一恐惧症

恐惧对象主要为某些特定的物体或情境，如害怕接近特定的动物，害怕高处、雷鸣、黑暗、飞行、封闭空间等，促发的情境很单一、很具体，并且能够像场所恐惧和社交恐惧一样诱发惊恐。

二、焦虑症

焦虑症(anxiety disorder)是以焦虑情绪为主要临床相的神经症,以广泛和持续性焦虑或反复发作的惊恐不安为主要特征,常伴有自主神经功能紊乱、肌肉紧张与运动性不安。以上表现并非由于实际的威胁所致,且其紧张惊恐的程度与现实情况很不相称,并常为此感到十分痛苦。焦虑症好发年龄在 20~40 岁,女性多于男性。临床上焦虑症有惊恐障碍和广泛性焦虑两种主要形式。

(一)惊恐障碍

又称"急性焦虑",是一种以反复惊恐发作为主要原发症状的神经症。这种发作并不局限于特定的情境,因此具有不可预测性。其典型表现是发作常突然发生,患者处于一种无原因的极度恐惧状态,呼吸困难、心悸、喉部梗塞、震颤、头晕、无力、恶心、胸闷、四肢发麻,有"大祸临头"或濒死感。急性焦虑发作的持续时间为数分钟至数十分钟,很少超过 1 小时,然后自行缓解。急性焦虑发作的临床表现和冠心病发作非常相似,往往会造成误诊。

(二)广泛性焦虑障碍

又称慢性焦虑,是指一种缺乏明确对象和具体内容的提心吊胆和紧张不安为主的焦虑症,并有显著的自主神经症状、肌肉紧张及运动性不安。患者难以忍受又无法解脱,因而感到痛苦。患者觉得未来可能发生的事,事实在客观上并不存在,只是一种不愉快的情绪体验。典型表现为表情紧张,双眉紧锁,姿势僵硬而不自然,常伴有震颤,皮肤苍白多汗。同时有程度不等的运动性不安,包括无效小动作增多、不能静坐等。

三、强迫症

强迫性障碍(anankastic personality disorder,OCD)或强迫症的特点是有意识的自我强迫与反强迫同时存在,两者的尖锐冲突使患者焦虑和痛苦,患者明知强迫症状不对,但无法控制,因为一旦控制不去做,就会出现紧张、心慌等严重的焦虑表现。强迫和焦虑就像一对双胞胎一样,强迫症患者往往会有明显的焦虑症状;患者体验到冲动或观念来自于自我,意识到强迫症状是异常的,但无法摆脱,患者自知力完全,求治心切。强迫症症状主要有两类表现方式:强迫观念和强迫行为,常以强迫观念为主。

(一)强迫观念

强迫观念或强迫思维是本症的核心症状,最为常见。主要表现是患者某种不被自己接受的想法以刻板形式持续进入或占据意识领域,反复而持久地思考某些并无实际意义的问题,既可以是持久的观念、思想和印象,也可以是冲动念头。如走到高处想往下跳、抱着婴儿想往地上摔等,患者不会真的去做,也知道这种想法是非理性的,但这种冲动不止、欲罢不能,非常痛苦。

(二)强迫行为

强迫症的强迫行为一般是继发的,通常发生于强迫观念的基础上,为了减轻强迫观念所致的焦虑而出现的不自主的顺应或屈从性行为,大致可以分为两类:①屈从性强迫行为。这是为满足强迫观念的需要。②对抗性或控制性强迫行为。这类行为是对抗强迫思维、冲动或强迫表象的,继发于强迫观念或某个欲望。

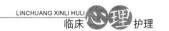

四、神经衰弱

神经衰弱(neurasthenia)的主要表现为精神容易兴奋(如注意力障碍、联想、回忆增多和感觉过敏)和精神易疲劳症状,并常伴有烦恼、易激惹等情绪症状,肌肉紧张性疼痛、记忆减退,头痛、睡眠障碍等心理生理症状群。本病起病在青壮年,女性多于男性,好发于脑力劳动者。患者一般有个体易感素质,在承受较大的心理压力时,不能有效应对,极易产生神经衰弱症状。

(一)衰弱特征

是神经衰弱的常有特征,由于患者的非指向性思维长期处于活跃兴奋状态,大脑无法得到充分的松弛和休息,脑力容易疲劳。患者感到精力不足、萎靡不振,感觉不能用脑或脑反应迟钝、记忆力减退,同时患者感到疲劳、困倦、无力等躯体疲劳症状,即使充分休息或消遣娱乐之后仍不能恢复,因而十分烦恼。

(二)兴奋特征

患者兴奋阈值低,轻微或无关刺激即可引起强烈而持久的反应。对指向性思维感到吃力,而缺乏指向的思维却很活跃,注意力不能集中,不能控制的联想和回忆增多,在入睡前尤其明显,常伴有躯体不适,使患者深感苦恼。

(三)情绪特征

患者主要表现为容易烦恼、容易激惹和时有情绪低落。烦恼的内容往往涉及现实生活中的各种矛盾,感到困难重重,无法解决;另一方面自控能力下降,遇事易激动,好发脾气,但事后又后悔。可出现焦虑、抑郁情绪,但不突出也不持久。

(四)心理所致的生理改变特征

指心理因素引起的某些生理障碍。如入睡困难、多梦易醒、夜间不眠或无睡眠感、白天嗜睡而夜不能寐;患者感到头痛、头胀、头部紧箍感或颈部、腰背部的不适和酸痛;非特异性症状,表现心悸、胸闷、头晕、眼花、耳鸣、消化不良、多汗、阳痿或月经不调等,这些症状常是患者求治的主诉。

五、躯体形式障碍

躯体形式障碍(somatoform disorder)是一类神经症亚型的总称,以持久地担心或相信各种躯体症状的优势观念为特征的神经症,常伴有焦虑或抑郁情绪。患者常反复陈述躯体症状,反复进行医学检查,并无视其阴性结果及医生的解释,其症状的出现与生活事件或心理应激有关。有时患者确实存在某种躯体障碍,但不能解释症状的性质、程度或患者的痛苦与先占观念。这些躯体症状被认为是心理冲突和个性倾向所致。

(一)躯体化障碍

是一种反复出现的多种多样、经常变化的躯体症状,并且没有可证实的器质性基础为主要特征的神经症。症状可涉及身体的任何器官或系统,且有慢性化和夸大化的趋向,常存在明显的抑郁和焦虑。躯体症状通常有疼痛、皮肤症状、胃肠道症状、泌尿生殖系统症状、呼吸系统及循环系统症状等,这些症状可涉及全身各个系统,患者陈述感觉时显得戏剧化和情绪化,称这些症状"不能忍受"、"难以想象",深感痛苦,不断求医,各种医学检查的正常结果和医生的解释均不能消除患者的疑虑,病程持续 2 年以上。

(二)疑病症

主要临床表现是过分担心或相信自己患有一种或多种严重的躯体疾病(如狂犬病、癌症、艾滋病等)。患者对自身的健康状况或身体某一部分过分关注,关注程度与实际健康状况很不相称,经常诉述不适,唠叨不停,并四处求医,各种客观检查的阴性结果和医师的解释均不能打消疑虑,并处于一种持续的对该病的恐惧情绪中,并可伴有焦虑、恐惧、抑郁和强迫等症状。

(三)躯体形式自主神经紊乱

是一种由自主神经支配的器官、系统发生躯体形式障碍所致的神经症样综合征。患者在自主神经兴奋的基础上,发生非特异的但更具有个体特征和主观性的症状,包括部位不明确的烧灼感、疼痛感、肿胀感等。但检查均不能证明这些症状确系相关的器官或系统发生障碍所致。

(四)躯体形式疼痛障碍

是一种不能用生理过程或躯体障碍予以解释的持续、严重的疼痛。情绪冲突或心理社会问题直接导致了疼痛的发生,医学检查不能发现疼痛部位有相应的器质性变化。患者称疼痛剧烈,但缺少器质性疼痛时所伴有的生理反应。患者主诉最多的是头痛、腰背痛及不典型的面部疼痛,疼痛的时间、性质、部位常发生变化,镇痛剂、镇静剂往往无效,而抗抑郁药物治疗可能获得一定的疗效。

 临床实例心理护理

一、病历摘要

方某某,男性,29 岁,病前性格内向,胆小,平时不爱与人交往。因"发作性心慌、恐惧 3 年余,再发半天"入院,患者于 3 年多前在无明显诱因下出现突发胸闷、心慌,手脚发抖,恐惧不安,濒死感明显,担心自己就要快死了,反复到医院急诊,化验检查均未见异常,简单对症处理即好。今天凌晨 4 时左右又突然出现胸闷、心慌及濒死感明显,即刻送院急诊,查电解质正常,因表现紧张恐惧,家人遂将其转送本院要求住院治疗,诊断"惊恐障碍(间歇发作性焦虑)"。精神检查:意识清,定向全,接触被动,检查合作,有胸闷、心慌不适,无幻觉、妄想等精神病性症状,情感协调,情绪焦虑明显,意志无明显减退,自知力存在。

二、心理护理

(一)该患者主要护理心理问题

该患者主要心理问题是严重的植物性焦虑、惊恐发作、躯体不适感等。

(二)心理护理措施

各类神经症的临床表现虽然各异,但却有一些共同的特征,主要表现包括焦虑情绪、防御行为、躯体不适感及人际关系冲突等。该患者的心理护理措施有:

1. 建立良好的护患关系 该患者存在焦虑、恐惧及有各类躯体不适,表现不安、心烦意乱、压力感,有莫名其妙的恐惧感和对未来的不良预期。护士要以真诚、支持、坚定、理解的

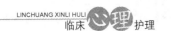

态度对待患者,耐心地协助患者,使其感受到被接受、被关心,树立患者的治疗信心。如当患者主诉躯体不适时应做到确实地进行体格检查,客观评估,即使不是器官的病理性损害但确实是患者的真正感受,并非患者无病呻吟,护理人员应以接受的态度倾听,并选择适当的时机,结合检查的正常结果,使患者相信其躯体不适并非器质性病变所致。

2. 善于利用"共情"能力 "共情"是指能设身处地体验他人的处境,对他人的情绪情感具备感受力和理解力。在与他人交流时,能进入到对方的精神境界,感受到对方的内心世界,能将心比心地对待对方,体验对方的感受,并对对方的感情作出恰当的反应。共情会使患者感到自己被理解、悦纳,从而会感到愉快、满足,这对疾病的恢复和培养良好的治疗依从性有积极的影响。

3. 重建心理防御模式 神经症防御是患者经常采取的应付环境变化的一种行为模式,他们不面对现实,躲避或否认困难以对抗内心的焦虑。这种不正常的行为模式会成为新的不良刺激,引起疾病的恶化。护理人员应给予患者正确的指导,与患者共同讨论与疾病有关的应激源及应对方法,分析目前使用的防御方式的不利之处,传授疾病的基本知识,帮助患者逐渐面对患病的事实,以幽默或理智化的方法建立成熟的心理防御。

4. 协助患者识别和接受负性情绪及相关行为 神经症患者内心常常不愿接受(或承认)自己的负性情绪和行为。护理人员通过评估识别出这些负性情绪后,要引导患者识别导致负性情绪发生的相关事件和诱因,鼓励患者表达自己的情绪和不愉快的感受,在合适的时机宣泄自己的负性情绪,继而接受它。

5. 帮助患者学习放松的技巧 帮助患者学会放松。增进放松的方法很多,如静坐、慢跑、气功、太极拳以及利用生物反馈仪训练肌肉放松等,都是十分有效的方法。护理人员要认真讲解和指导患者学习这些放松技术,协助患者找出适合自己的方式,在减轻躯体不适的同时舒缓情绪。

6. 反复强调患者的能力和优势,忽略其缺点和功能障碍 鼓励患者敢于面对疾病表现,提供可能解决问题的方案,并鼓励、督促实施。经常告知患者他的进步,及时表扬鼓励,让患者明白自己的病情正在好转,有利于增强自信心和减轻无助无望感。

7. 教会患者做好心理自我调适 神经症是一种功能性、心因性的躯体、心理障碍,该类患者都有一定的病前性格基础,发病有一定的心理原因,常遭受一些不太强烈的生活事件;身体各系统并无疾病,也没有任何危险性,不会危及生命,是完全可以自我心理调适,以使疾病康复,人际交往顺畅,社会适应改善。

8. 鼓励恐惧症患者 表达其恐惧的物体或环境,协助其重建过去认为害怕的境况;鼓励患者循序渐进地接近恐惧对象、场所;鼓励患者出入各种社交场所,主动与陌生人交往,有技巧地阻止患者的回避、退缩心理及行为。

(三)心理护理效果

经过1个月治疗、护理,患者情绪稳定,焦虑症状改善,胸闷等症状消失,性格较前开朗,能主动与护理人员讲述心理感受。

知识链接

心理自我调适方法

（1）充分认识到病症不是器质性疾病，对人的生命没有直接威胁，因此不应有任何精神压力和心理负担。

（2）要树立战胜疾病的信心。患者应坚信自己所担心的事情是根本不存在的，经过适当的治疗，此病是完全可以治愈的。

（3）在医生的指导下学会调节情绪和自我控制。如心理松弛、转移注意力、排除杂念，以达到顺其自然、泰然处之的境界。

（4）学会正确处理各种应激事件的办法，增强心理防御能力。培养广泛的兴趣和爱好，使心情豁达开朗。

癔症患者的心理特征

· 　癔症（hysteria）又称分离（转换）性障碍，旧称歇斯底里，是由心理社会因素，如生活事件，内心冲突、暗示或自我暗示等作用于易患个体引起的一组病症。这类疾病的发生、发展、病程、预后都与患者的病前性格特征有关。癔症的主要特征为心理社会刺激起病或发作，症状可因暗示发生、加重、减轻或消失。症状出现或持续与摆脱困境和得到补偿有关，无相应的器质性病理基础。临床上分为癔症性精神障碍（又称分离性癔症）和癔症性躯体障碍（又称转换性癔症）两种。

一、癔症性精神障碍（分离型）

以精神症状为主，主要表现如下：

（一）癔症性朦胧状态

表现为意识范围缩小，对时间、空间感知局限，精神活动局限于与发病有关的不愉快体验上，其言行只反映其精神创伤内容，对周围反应迟钝或不理睬。常突然发生，经过几十分钟后自行中止，恢复后患者对发病经过通常不能完全回忆。

（二）情感爆发

常在精神创伤后突然发作，表情夸张，动作幅度一般较大，具有明显泄恨的特点，如哭笑、喊叫、撕衣服、吵闹不安、自伤、伤人、毁物等，情感变化迅速，破涕为笑并伴有戏剧性表情动作。有人劝阻或围观时症状更为剧烈，历时数十分钟后可自行缓解，发作后能部分回忆。

（三）分离性遗忘

多急性起病，并非由器质性因素引起的记忆缺失。患者单单遗忘了与精神创伤有关、令患者痛苦的某一段经历或某一事件，是一种潜意识的遗忘。

（四）分离性漫游

又称神游症。发生在白天觉醒时，患者离开家或工作场所，外出漫游。漫游期间保留自我照顾能力，并能进行简单的社会交往，能进行一般的交谈，短暂肤浅的接触看不出患者有

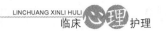

明显失常。此种漫游事先无任何目的和计划,开始和结束突然,历时数小时到数天,清醒后对病中经过不能完全回忆。

(五)分离性假性痴呆

是一种在精神刺激后突然出现的、非器质因素引起的智力障碍。一类是将简单问题给予近似、错误的回答,如 $5-4=2$,羊有 3 条腿等,给人以做作的印象,也称为 Canser(刚塞尔)综合征;另一类患者则突然变得天真幼稚,如叫周围人叔叔、阿姨、撒娇、淘气等,声音做作,表情与年龄不相符,称之为童样痴呆。

(六)分离性身份识别障碍

又称双重或多重人格。患者对自己身份的察觉障碍,突然失去了自己原来的身份体验,而以另一种身份进行日常活动。两种身份各自独立、互无联系、交替出现。常见形式为"鬼神"或"亡灵附体",此时患者对环境缺乏充分的觉察,注意和知觉仅限于周围的某些人和物。

二、癔症性躯体障碍(转换型)

主要表现为躯体的功能障碍,主要指运动障碍和感觉障碍等转换性症状,也包括躯体、内脏障碍等躯体化症状。各种检查均不能发现神经系统和内脏器官有相应的器质性损害。其表现有以下几方面:

(一)运动障碍

可表现为动作减少、增多或异常运动。有:① 痉挛发作:常因受到精神刺激或受到暗示时突然发生,表现为富有情感色彩的动作;②行走不能;③肢体瘫痪;④局部肌肉抽动或阵挛;⑤ 失音症:无唇、舌、腭、声带等发音器官的器质性病变,但发不出声音或仅发出嘶哑的、含糊的、细微的声音;⑥缄默症:不用语言而用书写或手势与人交流。

(二)感觉障碍

1. 感觉过敏 对一般的声、光、动作接触刺激均难以忍受,轻微的抚摸可引起剧烈疼痛。有的患者表现身体某局部剧烈且持续性疼痛,若发生在腹部则易误诊为急腹症。

2. 感觉丧失 表现为局部或全身皮肤感觉缺乏,或半身痛觉消失或呈手套、鞋套型感觉。麻木区与正常侧界限明确,范围与神经分布不一致。缺失的感觉可为痛觉、触觉、温觉、冷觉或搅动觉。

3. 感觉异常 如患者感觉咽部有异物感或梗阻感,称为癔症球;头部紧箍感、沉重感称为癔症盔。

4. 听觉障碍 突然听力丧失或选择性耳聋,即对某一类声音辨别能力缺失。

5. 视觉障碍 表现为失明、单眼复视、管状视野,突然发生也可突然正常。

(三)癔症的特殊表现形式

1. 流行性癔症 即癔症的集体发作,多发生在共同生活且经历、观念基本相似的群体中如学校、寺院或公众场所。起始一人发病,通过相互暗示和自我暗示的作用,短期内呈现暴发性流行。以女性居多,历时数天,症状相同,进行隔离并对症处理可迅速控制。

2. 赔偿性神经症 在工伤、交通事故或医疗纠纷中受伤者往往显示、夸大、保留症状。如处理不当这些症状可持续很久。

3. 癔症性精神病 在精神刺激后突然起病,主要表现为意识朦胧、行为紊乱、哭笑无常、表演做作、幼稚或混乱的行为,可有片段的幻觉、妄想,症状多变。自知力不完整,多发生于表演型人格的女性,一般急起急止,病程可持续数周,缓解后无后遗症状,但可复发。

4. 职业性神经症　是一类与职业活动密切相关的运动协调障碍,如从事抄写工作者的书写痉挛、教师在讲台上的失音、舞者的下肢运动不能等。当进行非职业活动时,上述功能均可恢复正常。

 临床实例心理护理

一、病历摘要

某女,41岁,病前性格偏内向,固执,因"阵发性胡语,行为乱3天"入院。3天前受刺激后出现精神异常,表现阵发性胡语,反复讲些家庭琐事及既往受委屈的事,行为反常,冲动,心烦焦虑不安,眠差,常半夜惊醒,表情矫揉造作,人多时易发作,有明显的暗示性,间歇期未见明显异常。未引起家人重视,未及时就诊,昨晚患者在其母亲家中吵闹不休,大喊大叫,认为别人看不起她,手舞足蹈,行为冲动,打人,心烦,晚上睡不着,家人无法管理,今将其送来住院治疗。诊断"分离转换障碍"收住入院。入院后精神检查:意识清,定向全,接触被动,问之少答,口中喃喃自语,不知所云,暂未引出明显幻觉妄想症状,情感幼稚,协调性一般,言行做作,检查及治疗不配合,意志要求减退,生活懒散,自知力缺。患者本次发病前有明显的心理社会因素作为诱因,病情呈阵发性,间歇期表现正常。有思维、情感、行为等多方面障碍,及精神活动不协调,目前记忆、智能无明显损害。患者发病后社会功能受损,不能正常与人交往。经过对症治疗、护理,1月后病情稳定,症状消失。

二、心理护理

(一)该患者主要的护理心理问题
该患者主要的护理心理问题是:情感爆发;癔症性精神病;意志要求减退;暗示性发作等。

(二)心理护理措施
癔症的临床各型表现虽然各异,但却有一些共同的特征,主要表现包括焦虑情绪、防御行为、躯体不适感及人际关系冲突等。所以各类型癔症有大部分共同的心理护理。

1. 建立信任式护患关系　该患者疾病可因暗示发生、加重、减轻或消失,而良性暗示跟患者与施术者的信任与否起决定性作用。护士要以和善、真诚、支持、理解的态度对待患者,耐心地协助患者,使其感受到被接受、被关心,树立患者的治疗信心。与患者交谈时,语速要缓慢,态度要和蔼,提问要简明扼要、着重当前的问题,并给予简洁、明确、坚定的回答。

2. 重建心理防御模式　该患者平时性格偏内向,固执,情绪易受外界环境影响,心理防御能力差,护理人员应给予正确的指导,与患者共同讨论与疾病有关的应激源及应对方法,分析患者目前使用的防御方式的不利之处,传授疾病的基本知识,帮助患者逐渐面对患病的事实,以幽默或理智化的方法建立成熟的心理防御。

3. 帮助患者学习放松的技巧　帮助患者学会放松,增进放松的方法很多,如静坐、慢跑、太极拳以及利用生物反馈仪训练肌肉放松等,都是十分有效的方法。护理人员要认真讲解和指导患者学习这些放松技术,协助患者找出适合自己的方式,在减轻躯体不适的同时舒缓情绪。

4. 反复强调患者的能力和优势,忽略其缺点和功能障碍 鼓励患者敢于面对疾病表现,提供可能解决问题的方案,并鼓励、督促实施。经常告知患者他的进步,及时表扬鼓励,让患者明白自己的病情正在好转,有利于增强自信心和减轻无助无望感。

5. 教会患者做好心理自我调适 该类患者都有一定的病前性格基础,发病有一定的心理原因,常遭受一些不太强烈的生活事件;身体各系统并无疾病,也没有任何危险性,不会危及生命,完全可以自我心理调适,以使疾病康复,人际交往顺畅,社会适应改善。

6. 癔症发作时的心理护理 癔症的发生主要与心理社会应激因素和个性特征有密切关系。癔症的情感暴发具有戏剧性和发泄性的特点,易接受暗示。护理人员应在其发作时将患者和家属隔离,避免一切导致疾病加重的因素,言语谨慎,防止过激的言词刺激患者,防止他人围观或过分关注患者的症状,并使用良性暗示语言帮患者缓解症状;同时帮助患者锻炼和纠正性格缺陷,让患者以正确态度对待生活及疾病,培养开朗、乐观的情绪,增强患者治愈疾病的信心。

三、心理护理效果评价

患者经过 32 天治疗及护理,主要表现情绪稳定,接触交谈良好,能主动与周围人群交往,未见情感爆发等症状,与之交谈良好,表示要改变自己的不良性格,要主动与人交往,听取亲人、朋友的善意忠告,以防止疾病的再次复发。

 知识链接

个性特征与神经症

专家认为,与心理应激事件相比,神经症患者的个性特征或个体易感素质对于神经症的病因学意义更为重要。他们认为个性古板、严肃、多情善感、焦虑、悲观、保守、敏感、孤僻的人易患神经症,常见于情绪不稳定和内向型人格的人群。

 临床实例分析

黄某某,男性,55 岁,病前性格敏感多疑、固执。患者于 4 个半月前在无明显原因下感进食后胃胀不适,担心不会消化,夜间睡眠差,表现入睡困难,甚至整夜不眠,次日困乏无力,不能正常工作生活;曾多次在各大医院求诊,除"慢性胃炎"外,医学检查均无异常结果,患者 4 个半月来反复陈述躯体症状,近日述手脚酸胀灼痛不适,并感麻木,影响工作生活。今来院要求住院治疗,门诊拟"躯体形式障碍"收入院。入院后表现神志清,精神可,表情痛苦、焦虑,反复述说各种躯体不适,医生关于其症状并无躯体疾病基础的再三保证及反复解释均不能打消其疑虑,夜间睡眠差,二便无殊,生活自理。医疗诊断:躯体形式障碍。分析以上病史,回答以下问题:

1.请指出该患者的主要异常心理特征 （ ）

    A.夸大化和慢性化趋向的躯体症状

    B.焦虑及抑郁

    C.疑病症

    D.睡眠障碍

2.主要的心理护理措施有 （ ）

    A.教会患者做好心理自我调适

    B.协助患者识别和接受负性情绪及相关行为

    C.教会患者克服性格弱点

    D.分散患者注意力

（邵翠萍　李胜琴）

第十章 护士职业心身健康

学习目标

1. 掌握护士心身健康的主要问题、应激源及调适措施。
2. 熟悉护士职业心理素质的内涵。
3. 了解护士职业心理素质评估。

随着经济的发展,人们对医疗护理质量要求不断提高,护理质量也受到医疗管理部门的重视。影响护理质量的因素很多,护理队伍建设是关键。护理队伍的知识、技能水平及心理素质与身心健康等是保证护理工作质量的重要因素。护理工作是科学性、技术性、服务性行业,集高风险、人文关怀于一体。因各种应激源会影响护士的身心健康,进而影响护理质量。了解护士的心身健康问题及应激源,积极应对各种压力,提高心理承受能力,学会自我心理减压,同时管理部门积极研究并实施应对策略,对维护护士职业健康、更好地应对职业风险与压力、提升护理质量具有积极意义。

一、护士职业心理素质

(一)基本概念

职业素质是指劳动者对社会职业了解与适应能力的一种综合体现,主要表现为职业兴趣、职业能力、职业个性及职业情况等方面。护士职业心理素质是个体在生理条件基础上,受护理人员职业角色化环境的影响,逐渐形成的适应护理职业的比较稳定的综合心理品质,包括心理品格、心理能力、心理动力、自我适应和环境适应五个方面。其中,心理品格是心理素质的核心,直接或间接地影响其他四个方面,心理动力是心理素质中最活跃、影响最直接也最全面的因素,而自我适应和环境适应则标志护理人员的心理健康水平,是心理素质高低的内在和外在标志。护理人员的精神面貌及对人、对事的态度与情感,是护理人员职业素质的基础。

(二)护士职业素质内涵

为适应生物—心理—社会的新医学模式,对护理人员的职业素质提出了更高要求,护理人员的职业素质内涵分为五大方面共 19 个条目,见表 10-1。

表 10-1　护理人员职业素质内涵简表

内涵条目	具体内涵要点
心理品格	遵守职业道德;有爱心与同情心;良好的气质
心理能力	独立思维能力;敏锐的观察力;准确的记忆力;有效的表达能力
自我适应	情绪稳定;理智;身心协调,维护愉悦心境
环境适应	人际和谐;吃苦耐劳;自律慎独,严格执行规章与操作规程;心理动力积极进取;敬业奉献;意志顽强,积极应对

二、护士职业心理素质评估

对护理人员职业心理素质的评估分为描述性的主观评估和客观性的量化评估,目前多数专家报道的是描述性研究,客观性量化评估还在不断的探索之中。张俐等人对护理心理素质量表(the mental quality inventory for nurses,MQIN)的编制进行了研究,该研究将护理人员心理素质分为五个维度,即心理能力、心理品格、自我适应、环境适应和心理动力。MQIN 对于医院管理人员在护理人才选拔、培养、任用等方面起积极参考作用,受到护理管理专家的关注。MQIN 共分五个维度、19 个具体评价内容(简称成份),心理能力、心理品格、自我适应、环境适应和心理动力分别设置有 57 道、21 道、22 道、16 道和 18 道,共 134 道题,每个题目三个选项,评分标准是回答"是"得 1 分,回答"不一定"得 2 分,回答"不是"得 3 分,总分 134～402 分,分数越高,说明心理素质越好。另外设置测谎题 8 道,评分标准是回答"是"得 1 分,回答"不一定"或"不是"得 0 分,总分为 0～8 分,分数越高,说明越不诚实。MQIN 评分结构表见表 10-2。MQIN 量表针对护士心理素质状况编制而成,填补了护士心理素质测量研究领域的空白,对开展针对性的护士心理素质培养和评估以及心理健康教育有理论和实践上的指导意义,但关于护士职业心理素质评估方法有待于进一步探索。

表 10-2　MQIN 评分结构表

维　度	成　份	评价题号	题目数合计
心理能力	思维力	2、22、42、62、82、101、119、133	8
	调控力	19、39、59、79、98、116、130、139、142	9
	记忆力	1、21、41、61、81、100、118、132、141	9
	语言表态力	18、38、58、78、97、115、129、138	8
	果断力	8、28、48、68、88、106、123、137	8
	自我意识	10、30、50、70、90、108、124	7
	观察力	3、23、43、63、83、102、120、134	8
心理品质	职业道德	15、35、55、75、94、112、127	7
	善良爱心	12、32、52、72、92、110、125	7
	同情心	13、33、53、73、93、111、126	7

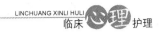
续表

维度	成份	评价题号	题目数合计
自我适应	稳定情绪	4、24、44、64、84、103、121、135	8
	理智性	7、27、47、67、87、105、122、136	8
	身心协调	17、37、57、77、96、114	6
环境适应	自律性	6、26、46、66、86、104	6
	人际交往	14、34、54、74	4
	细致吃苦	9、29、49、69、89、107	6
心理动力	求知欲	16、36、56、76、95、113、128	7
	敬业奉献	11、31、51、71、91、109	6
	顽强意志	5、25、45、65、85	5
测谎题目		20、40、60、80、99、117、131、140	8
合计			142

三、护士职业心身健康

(一)护士心身健康存在的主要问题

1. 职业倦怠 由于工作任务繁重,病种类型多,每天又都从事一样的工作,容易产生职业倦怠,表现为身体不适,包括心血管、消化、呼吸系统等,经常头痛、血压升高、心慌、胃肠不适、乏力、肌肉酸痛、精神疲惫等。医疗行业是职业倦怠的高发人群,据统计,我国护理人员有枯竭感的为90%,有高度工作枯竭感的为59.1%。

2. 心境抑郁 主要表现为感到护理工作无前途,没什么价值,经常责怪自己,苦闷或孤独,对生活兴趣减退。少数出现饮酒、滥用药物等。

3. 心理紧张 由于医院工作要求高,担心工作不到位或患者有意见,会出现心理紧张、注意力不集中现象,从而影响饮食与睡眠。

4. 焦虑失眠强迫症状 工作节奏快,又机械,而且夜班多或经常不能准时下班,所以生活规律被打破,常表现为烦躁、神经过敏、紧张等焦虑现象,失眠或强迫症状,如反复洗手。

5. 人际关系敏感 主要表现为在人际交往中有自卑感,怕承认自己是护士,感到社会对护士工作不理解,不友好。出现人际关系不协调、不满、自卑、沟通障碍等。

(二)护理工作中常见的应激源

应激源存在是影响护士心身健康的主要原因,护理是一种高技术、高风险、高压力、高劳动强度的职业。护士的工作环境是一个充满矛盾和沟通障碍的场所,同时又是一个包含了社会性、技术性、生物性和心理性的复杂性体系,与护理工作相关的各种应激,易成为影响护士心理健康的重要因素,常见的应激源如下。

1. 特殊的工作环境 医院是一个充满"应激源"的环境,工作者面临的应激源繁多而复杂。

(1)在服务对象上 每天接触不同性格、脾气、知识、经济背景不同的患者与家属,应对患者喜、怒、哀、乐等情绪变化,患者的病态对感官的负性刺激,同时又要协调好医生、护士、领导之间的关系,各种对象的要求会有不一样,如果处理不好,就会陷入人际关系冲突的困境,表现为护士之间、医护之间以及护患之间的人际冲突,尤其是护患关系处理不好,经常会发生医疗纠纷。随着《医疗事故处理条例》及举证责任倒置等相关规定的出台,患者及家属的维权意识明显增强,护理纠纷时有出现,大部分纠纷按照程序得以妥善解决,但也常出现不正常的医闹现象,甚至对医护人员进行人身攻击,这种状况经常性发生,会使护士"精神耗竭"。

(2)在工作环境上　如各种致病因子如细菌、病毒、放射线等的威胁;拥挤而紧张的工作环境;生离死别的场面;特殊的气味;血淋淋的场面等。

(3)在工作性质上　面临工作质量要求规范、严格,技术水平要求高,工作中的各种急救和突发事件具有多变性、不可控性。

(4)在工作制上　社会要求医院必须为患者提供全天候 24 小时制的服务,医护人员必须 24 小时轮班工作也成为医院的特殊工作时制。护士是医院轮班工作制的主体,这种轮班工作制不可避免地影响了护士的正常生理规律。多项研究表明,三班制的轮班给护士带来睡眠障碍、胃肠道功能紊乱、激素分泌影响、体温峰值的影响、心血管疾病、社会形态紊乱、心理失调、差错发生率高等问题。

2. 职业本身压力源　医院是救死扶伤、防病治病、保障人们健康的场所。护理工作者面对的工作对象主要是患者,工作对象和任务的特殊性,要求护理人员必须具备一丝不苟的工作作风,工作中时刻保持高度的警惕。持续、高度的精神紧张会给护理人员带来沉重的心理负担。目前引起护士职业压力的主要原因有:①社会对医疗护理需求日益增加,而护理人员的配备相对不足,工作量明显加大,导致护士长期处于超负荷的紧张工作状态,职业压力大大超越了护士的心理预期。②就诊或住院患者众多,加上人口老龄化,患者期望值的不断提高,对护理工作的要求也越来越高。护士既要做好专业技术护理,也要关注大量的生活护理,体力劳动大大超过脑力劳动。③需要抢救的患者增多,特别是急诊科、ICU、心血管病房等科室,患者病情复杂多变,对护理工作提出了快速准确的要求。④医疗护理新设备、新进展、新技术不断增多,对护理人员知识与技术的更新要求不断提高。⑤护理人员自身职业生涯的发展要求也不断提高,晋升或竞聘都需要综合能力,比如护理科研的要求等。

3. 社会、家庭和伦理问题　社会和医院均存在着"重医轻护"观念,如护理管理体制的某些问题,进修深造、福利待遇、社会尊重、社会支持等问题安排不尽合理,使护理人员产生"失落感"造成长期压力,直接影响护理人员的身心健康。在工作中,护士一方面履行"白衣天使"的职责而努力工作,然而她们的地位又常得不到社会的认可,某些人群对护士工作仍持有偏见,护士角色常被认为是"高级保姆",护士工作的艰辛及为患者提供了尽职尽责的服务,但常得不到患者和家属的尊敬和认同,甚至得不到相应的理解,受到抱怨、责骂,导致护理工作人员对护理工作失去信心,对职业抱有消极态度,从而影响心身健康。护理人员大多是女性,在家庭中承担着母亲和妻子的角色,她们肩负工作和家庭的双重压力,工作的烦恼可以影响家庭的和谐,反过来家庭的琐事也可影响工作质量。工作与家庭的关系处理不当,也可使护理人员身心憔悴。此外,还有伦理问题,当她们的个人信念及价值观与组织要求不同,又无法根据自己的信念去做时的内心冲突也可导致心理压力。

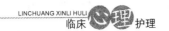

(三)护理工作中应激源的应对策略

持续高水平应激对护理人员的身心健康和护理质量有显著的影响。因此,护理管理者及护理人员有必要了解护理工作中应激源的特征和规律,掌握控制应激源的方法,从而增进护理人员的心身健康,提高护理工作质量。总的来说,就是通过积极地思考和行动去处理工作中的困难和挑战,化解焦虑的形成与累积。具体的应对策略可从两方面考虑。

1. 医院管理方面

(1)医院领导应重视护理人员身心健康 定期给护理人员进行体检和心理健康测查,及时发现和矫正,防止心理危机和身体功能的过早衰老;建立心理互助小组,相互帮助,发挥心理互助功能;有组织的安排适当的文体活动,释放护理人员的心理压力。

(2)医院领导应支持护理工作 根据科室情况,适当增加护理人员的数量,合理调配人员,保证护理人员足够的休息和睡眠,避免打疲劳战。对一线工作的护理人员要多一份关爱和鼓励,少一份惩罚和训斥。协调好与社会各阶层的沟通,缓解医患关系,减少医疗纠纷。

(3)护士长应该为护理人员提供良好的工作环境 护士长作为护理人员的直接管理者,应采取一种平易近人的民主式管理,关心护理人员,支持她们的工作,倾听她们的心声,协调好科室的人际关系,美化科室的环境,尽量为护理人员营造一个和谐、优美的工作环境。

2. 护理人员自身方面

(1)提高机体的应对能力 合理安排工作和生活,劳逸结合,保证充足的睡眠,使躯体和精神得以修复和复原。选择适合自己的体育项目适当锻炼,增强体质,提高机体抗应激反应的能力。

(2)学会自我调节 注意提高个人文化修养,培养幽默感和多样化的生活情趣。自主寻求并适应丰富多彩的业余休闲活动,陶冶情操,放松身心压力。自觉、科学地进行自我心理调节,并把积极、健康、向上的乐观情绪感染给患者及家属。

(3)加强自我防护意识 护理人员应该深入学习相关的法律法规,不但要有敏锐的职业防范意识,还要培养自己预测事态发展的能力。注意沟通技巧,健康宣教时要详细全面,尤其是对存在着安全隐患的患者。同时,护理人员接触患者的体液、血液、分泌物、排泄物时要学会保护自己,避免受到细菌、病毒的侵袭。

(4)娴熟的技术和一丝不苟的工作作风 护理人员应能自行处理工作中的问题,工作认真负责,尽量减少因工作失误和差错造成的医疗纠纷。同时,要正确客观地评价自己,对自己的成功和失败都能正确对待。

(5)建立良好的支持系统 与同事、家人、朋友建立良好的人际关系。当护理人员身心疲惫或心理压力很大时,可向家人、朋友或同事敞开心扉,倾诉并接纳他们对自己的帮助和支持。

知识链接

　　职业倦怠是指情感衰竭、去人性化和低个人成就感构成的一种生理上、心理上多维度的综合性症状。20世纪70年代美国学者研究职业压力时提出的职业倦怠概念，是指在职业环境中，对长期的情绪紧张源和人际关系紧张源的应激反应而表现的一系列心理、生理综合征。由于护士是一种典型的以人为服务对象的职业，因此护士是职业倦怠的高发人群。职业倦怠是有消极性，它可影响护士的身心健康，导致服务质量下降，并导致护士脱离护理队伍，影响护理队伍的稳定性，从而使医疗事故和个人意外发生率增加。

 临床实例分析

　　（1～2题共用题干）：王某，女，30岁，从事护理工作8年，现在某医院ICU工作，结婚3年，育有一女2岁，近一年来上班时心情烦躁，对工作内容和工作环境失去激情、兴趣，厌倦工作、早上不愿起床、上班经常迟到、注意力涣散、思维迟钝、反应迟缓、遗忘率增加，时常发生护理差错，为工作中的一点儿小事与同事引起大冲突，产生无法克服的心理倦怠，强烈地希望逃避工作现状，要求更换工作。分析以上资料，回答以下问题：

　　1.该护士存在哪些主要心身问题　　　　　　　　　　　　　　　（　　）

　　　A.心境抑郁　　　　　　　　　　B.职业倦怠

　　　C.心理紧张　　　　　　　　　　D.人际关系敏感

　　2.针对该护士，下列哪些做法是合理的　　　　　　　　　　　　（　　）

　　　A.找个机会科室团聚，让其享受集体温暖

　　　B.护士长找护士单独面谈，了解其存在的家庭困难或压力，并尽可能帮助解决

　　　C.送其参加专科培训，鼓励其事业发展，为其提供继续深造机会

　　　D.组织参加专家心理减压应对策略讲座

　　（3～4题共用题干）：刘护士，女，38岁，离异，近一年来情绪不稳定，饮食睡眠不佳，出现习惯性便秘、经前期紧张综合征等，对服务对象漠不关心，经常有护理服务对象投诉，护士长找她谈话时有离职的想法。分析以上资料，回答以下问题：

　　3.该护士存在哪些主要心身问题　　　　　　　　　　　　　　　（　　）

　　　A.心境抑郁　　　　　　　　　　B.职业倦怠

　　　C.心理紧张　　　　　　　　　　D.人际关系敏感

　　4.下列哪些措施有利于纠正该护士的心身问题　　　　　　　　　（　　）

　　　A.帮助她建立良好的支持系统

　　　B.医院领导应重视护理人员的心理健康

　　　C.鼓励她离职

　　　D.对她进行批评教育

（邵亚莉　陈香娟）

附录一：

症状自评量表(SCL-90)

| 姓名 | 性别 | 年龄 | 病室 | 研究编号 |
| 住院号 | 评定日期 | | 第　次评定 |

注意:以下表格中列出了有些人可能会有的问题,请仔细阅读每一条,然后根据最近一星期以内下述情况影响您的实际感觉,在5个方格中选择一格,划"√"。

题　目	没有 1	很轻 2	中等 3	偏重 4	严重 5
1. 头痛	□	□	□	□	□
2. 神经过敏,心中不踏实	□	□	□	□	□
3. 头脑中有不必要的想法或字句盘旋	□	□	□	□	□
4. 头昏或昏倒	□	□	□	□	□
5. 对异性的兴趣减退	□	□	□	□	□
6. 对旁人责备求全	□	□	□	□	□
7. 感到别人能控制您的思想	□	□	□	□	□
8. 责怪别人制造麻烦	□	□	□	□	□
9. 忘性大	□	□	□	□	□
10. 担心自己的衣饰整齐及仪态的端正	□	□	□	□	□
11. 容易烦恼和激动	□	□	□	□	□
12. 胸痛	□	□	□	□	□
13. 害怕空旷的场所或街道	□	□	□	□	□
14. 感到自己的精力下降,活动减慢	□	□	□	□	□
15. 想结束自己的生命	□	□	□	□	□
16. 听到旁人听不到的声音	□	□	□	□	□
17. 发抖	□	□	□	□	□
18. 感到大多数人都不可信任	□	□	□	□	□
19. 胃口不好	□	□	□	□	□
20. 容易哭泣	□	□	□	□	□
21. 同异性相处时感到害羞不自在	□	□	□	□	□
22. 感到受骗、中了圈套或有人想抓住您	□	□	□	□	□
23. 无缘无故地突然感到害怕	□	□	□	□	□
24. 自己不能控制地大发脾气	□	□	□	□	□
25. 怕单独出门	□	□	□	□	□
26. 经常责怪自己	□	□	□	□	□

27. 腰痛 ☐ ☐ ☐ ☐ ☐

28. 感到难以完成任务 ☐ ☐ ☐ ☐ ☐

29. 感到孤独 ☐ ☐ ☐ ☐ ☐

30. 感到苦闷 ☐ ☐ ☐ ☐ ☐

31. 过分担忧 ☐ ☐ ☐ ☐ ☐

32. 对事物不感兴趣 ☐ ☐ ☐ ☐ ☐

33. 感到害怕 ☐ ☐ ☐ ☐ ☐

34. 我的感情容易受到伤害 ☐ ☐ ☐ ☐ ☐

35. 旁人能知道您的想法 ☐ ☐ ☐ ☐ ☐

36. 感到别人不理解您、不同情您 ☐ ☐ ☐ ☐ ☐

37. 感到人们对您不友好, 不喜欢您 ☐ ☐ ☐ ☐ ☐

38. 做事必须做得很慢以保证正确 ☐ ☐ ☐ ☐ ☐

39. 心跳得很厉害 ☐ ☐ ☐ ☐ ☐

40. 恶心或胃部不舒服 ☐ ☐ ☐ ☐ ☐

41. 感到比不上他人 ☐ ☐ ☐ ☐ ☐

42. 肌肉酸痛 ☐ ☐ ☐ ☐ ☐

43. 感到有人在监视您、谈论您 ☐ ☐ ☐ ☐ ☐

44. 难以入睡 ☐ ☐ ☐ ☐ ☐

45. 做事必须反复检查 ☐ ☐ ☐ ☐ ☐

46. 难以作出决定 ☐ ☐ ☐ ☐ ☐

47. 怕乘电车、公共汽车、地铁或火车 ☐ ☐ ☐ ☐ ☐

48. 呼吸困难 ☐ ☐ ☐ ☐ ☐

49. 一阵阵发冷或发热 ☐ ☐ ☐ ☐ ☐

50. 因为感到害怕而避开某些东西、场合或活动 ☐ ☐ ☐ ☐ ☐

51. 脑子变空了 ☐ ☐ ☐ ☐ ☐

52. 身体发麻或刺痛 ☐ ☐ ☐ ☐ ☐

53. 喉咙有梗塞感 ☐ ☐ ☐ ☐ ☐

54. 感到前途没有希望 ☐ ☐ ☐ ☐ ☐

55. 不能集中注意力 ☐ ☐ ☐ ☐ ☐

56. 感到身体的某一部分软弱无力 ☐ ☐ ☐ ☐ ☐

57. 感到紧张或容易紧张 ☐ ☐ ☐ ☐ ☐

58. 感到手或脚发重 ☐ ☐ ☐ ☐ ☐

59. 想到死亡的事 ☐ ☐ ☐ ☐ ☐

60. 吃得太多 ☐ ☐ ☐ ☐ ☐

61. 当别人看着您或谈论您时感到不自在 ☐ ☐ ☐ ☐ ☐

62. 有一些不属于您自己的想法 ☐ ☐ ☐ ☐ ☐

63. 有想打人或伤害他人的冲动 ☐ ☐ ☐ ☐ ☐

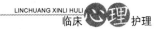

64. 醒得太早   ☐ ☐ ☐ ☐ ☐

65. 必须反复洗手,点数目或触摸某些东西   ☐ ☐ ☐ ☐ ☐

66. 睡得不稳不深   ☐ ☐ ☐ ☐ ☐

67. 有想摔坏或破坏东西的冲动   ☐ ☐ ☐ ☐ ☐

68. 有一些别人没有的想法或念头   ☐ ☐ ☐ ☐ ☐

69. 感到对别人神经过敏   ☐ ☐ ☐ ☐ ☐

70. 在商店或电影院等人多的地方感到不自在   ☐ ☐ ☐ ☐ ☐

71. 感到任何事情都很困难   ☐ ☐ ☐ ☐ ☐

72. 一阵阵恐惧或惊恐   ☐ ☐ ☐ ☐ ☐

73. 感到在公共场合吃东西很不舒服   ☐ ☐ ☐ ☐ ☐

74. 经常与人争论   ☐ ☐ ☐ ☐ ☐

75. 单独一人时神经很紧张   ☐ ☐ ☐ ☐ ☐

76. 别人对您的成绩没有作出恰当的评价   ☐ ☐ ☐ ☐ ☐

77. 即使和别人在一起也感到孤单   ☐ ☐ ☐ ☐ ☐

78. 感到坐立不安心神不宁   ☐ ☐ ☐ ☐ ☐

79. 感到自己没有什么价值   ☐ ☐ ☐ ☐ ☐

80. 感到熟悉的东西变成陌生或不像是真的   ☐ ☐ ☐ ☐ ☐

81. 大叫或摔东西   ☐ ☐ ☐ ☐ ☐

82. 害怕会在公共场所昏倒   ☐ ☐ ☐ ☐ ☐

83. 感到别人想占您的便宜   ☐ ☐ ☐ ☐ ☐

84. 为一些有关"性"的想法而很苦恼   ☐ ☐ ☐ ☐ ☐

85. 您认为应该因为自己的过错而受到惩罚   ☐ ☐ ☐ ☐ ☐

86. 感到要赶快把事情做完   ☐ ☐ ☐ ☐ ☐

87. 感到自己的身体有严重的问题   ☐ ☐ ☐ ☐ ☐

88. 从未感到和其他人很亲近   ☐ ☐ ☐ ☐ ☐

89. 感到自己有罪   ☐ ☐ ☐ ☐ ☐

90. 感到自己的脑子有毛病   ☐ ☐ ☐ ☐ ☐

附录二：

焦虑自评量表(SAS)

　　焦虑自评量表(self-rating anxiety scale,SAS)是华裔教授 Zung 于 1971 年编制的,该量表可用来评定焦虑症状的轻重程度以及在治疗中的变化,适用于有焦虑症状的成年人。主要用于临床疗效评估和流行病学调查,不能用于诊断。

　　该量表共 20 个项目,每一个项目均按"1～4"四级评分制。"1"没有或很少有;"2"有时有;"3"大部分时间有;"4"绝大部分时间有。其中 5 个项目(5、9、13、17、19)为反向计分题,按 4～1 计分。由被试按照量表说明对最近一周内的情况进行自我评定(表 8-5)。

　　SAS 量表结果的解释:所有项目得分相加,得到 SAS 总粗分:经过公式换算,即粗分乘以 1.25 以后取整数部分,就得标准分。按中国常模结果,SAS 标准分的分界值为 50 分,其中 50～59 分为轻度焦虑,60～69 分为中度焦虑,69 分以上为重度焦虑。

　　表 8-5 Zung 焦虑自评量表(SAS)

　　指导语:下面有 20 条文字,请仔细阅读每一条,把意思弄明白。然后根据您最近一星期的实际情况在右侧相对应的数字上划"√"。

评定项目	没有或 很少有	少部分 时间有	相当多 时间有	绝大部分 时间有
1.我感到比平常容易紧张和着急	1	2	3	4
2.我无缘无故感到害怕	1	2	3	4
3.我容易心烦意乱或觉得惊恐	1	2	3	4
4.我觉得我可能将要发疯	1	2	3	4
5.我觉得一切都很好,也不会发生不幸	4	3	2	1
6.我手脚发抖发颤	1	2	3	4
7.我因头痛、颈痛和背痛而烦恼	1	2	3	4
8.我感觉容易衰弱和疲劳	1	2	3	4
9.我觉得心平气和并且容易安静坐着	4	3	2	1
10.感觉我的心跳较快	1	2	3	4
11.我因一阵阵头晕而苦恼	1	2	3	4
12.我有晕倒发作,或感觉要晕倒似的	1	2	3	4
13.我呼气吸气都感觉到很容易	4	3	2	1
14.我的手脚感到麻木和刺痛	1	2	3	4
15.我因胃痛和消化不良而苦恼	1	2	3	4
16.我常常要小便	1	2	3	4
17.我的手常常是干燥温暖的	4	3	2	1
18.我脸红发热	1	2	3	4
19.我容易入睡,并且一夜睡得很好	4	3	2	1
20.我做噩梦	1	2	3	4

总粗分:　　标准分:

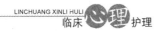
附录三：

抑郁自评量表(SDS)

抑郁自评量表(self-rating depression scale,SDS)是 Zung 于 1965 年编制的。该量表操作简便,易于掌握,可用来评定抑郁症状的轻重程度以及在治疗中的变化,适用于有抑郁症状的成年人。特别适用于发现抑郁患者,也可用于流行病学调查。

该量表共 20 个项目,从量表的形式到评分方法,均与 SAS 十分相似。每一个项目均按"1~4"四级评分制。"1"没有或很少有;"2"有时有;"3"大部分时间有;"4"绝大部分时间有。其中 10 个项目(2、5、6、11、12、14、16、17、18、20)为反向计分题,按 4~1 计分。由被试者按照量表说明对最近一周内的情况进行自我评定(表 8-6)。

SDS 量表结果的解释:所有项目得分相加,得到 SDS 总粗分。经过公式换算,即粗分乘以 1.25 以后取整数部分,就得标准分。按中国常模结果,SDS 标准分的分界值为 53 分,其中 53~62 分为轻度抑郁,63~72 分为中度抑郁,72 分以上为重度抑郁。

表 8-6 Zung 抑郁自评量表(SDS)

指导语:下面有 20 条文字,请仔细阅读每一条,把意思弄明白。然后根据您最近一星期的实际情况在右侧相对应的数字上划"√"。

评定项目	没有或 很少有	少部分 时间有	相当多 时间有	绝大部分 时间有
1.我觉得闷闷不乐,情绪低沉	1	2	3	4
2.我觉得一天之中早晨最好	4	3	2	1
3.我一阵阵哭出来或觉得想哭	1	2	3	4
4.我晚上睡眠不好	1	2	3	4
5.我吃的跟平常一样多	4	3	2	1
6.我与异性密切接触时和以往一样感到愉快	4	3	2	1
7.我发觉我的体重在下降	1	2	3	4
8.我有便秘的苦恼	1	2	3	4
9.我心跳比平时快	1	2	3	4
10.我无缘无故感到疲乏	1	2	3	4
11.我的头脑跟平常一样清楚	4	3	2	1
12.我觉得经常做的事并没有困难	4	3	2	1
13.我觉得不安而平静不下来	1	2	3	4
14.我对将来抱有希望	4	3	2	1
15.我比平常容易激动	1	2	3	4
16.我觉得做出决定是容易的	4	3	2	1
17.我觉得自己是个有用的人,有人需要我	4	3	2	1
18.我的生活过得很有意思	4	3	2	1
19.我认为如果我死了别人会生活得好些	1	2	3	4
20.平常感兴趣的事我仍然照样感兴趣	4	3	2	1

总粗分:　　　　标准分:

附录四：

A 型行为类型问卷

指导语:请根据您过去的情况回答下列问题。凡是符合您的情况的请选择"是";凡是不符合您的情况的请选择"否"。每个问题必须回答,答案无所谓对与不对、好与不好。请尽快回答,不要在每道题目上太多思索。回答时不要考虑"应该怎样",只回答您平时是怎样的。

1. 我觉得自己是一个无忧无虑、悠闲自在的人。

2. 即使没有什么要紧事,我走路也很快。

3. 我经常感到应该做的事情很多,有压力。

4. 我自己决定的事,别人很难让我改变主意。

5. 有些人和事常常使我十分恼火。

6. 遇到买东西排长队时,我宁愿不买。

7. 有些工作我根本安排不过来,只能临时挤时间去做。

8. 我上班或赴约会时从来不迟到。

9. 当我正在做事谁要是打扰我,不管有意无意,我都非常恼火。

10. 我总是看不惯那些慢条斯理、不紧不慢的人。

11. 我常常忙得透不过气来。因为该做的事情太多了。

12. 即使跟别人合作,我也总想单独完成一些更重要的部分。

13. 有时我真想骂人。

14. 我做事总是喜欢慢慢来,而且思前想后,拿不定主意。

15. 排队买东西,要是有人加塞,我就忍不住指责他或出来干涉。

16. 我总是力图说服别人同意我的观点。

17. 有时连我自己都觉得,我所操心的事远远超过我应该操心的范围。

18. 无论做什么事,即使比别人差,我也无所谓。

19. 做什么事我也不着急,着急的也没有用,不着急也误不了事。

20. 我从来没想过要按自己的想法办事。

21. 每天的事情都使我的精神十分紧张。

22. 就是去玩,如逛公园等,我总是先看完,等着同来的人。

23. 对别人的缺点和毛病,我常常不能宽容。

24. 在我认识的人里,个个我都喜欢。

25. 听到别人发表不正确见解,我总想立即纠正他。

26. 无论做什么事,我都比别人快一些。

27. 人们认为我是个干脆利落、高效率的人。

28. 我总觉得我有能力把一切事情办好。

29. 聊天时,我也总是急于说自己的想法,甚至打断别人的话。

30. 人们认为我是一个相当安静、沉着、有耐性的人。

31. 我觉得在我认识的人之中值得我信任和佩服的人实在不多。

32. 对未来我有许多想法和打算,并总想都能实现。

33.有时我也会说人家的闲话。

34.尽管时间很宽裕,我吃饭也快。

35.听人讲话或报告时如讲得不好,我就非常着急,总想还不如我来讲呢。

36.即使有人欺侮了我,我也不在乎。

37.我有时会把今天该做的事拖到明天去做。

38.当别人对我无礼时,我对他也不客气。

39.有人对我或我的工作吹毛求疵时,很容易挫伤我的积极性。

40.我常常感到时间已经很晚了,可一看表时间还早呢。

41.我觉得我是一个对人对事都非常敏感的人。

42.我做事总是匆匆忙忙的,力图用最少的时间办尽量多的事情。

43.如果犯有错误,不管大小,我全都主动承认。

44.坐公共汽车时,我总觉得司机开车太慢。

45.无论做什么事,即使看着别人做不好,我也不想拿来替他做。

46.我常常为工作没做完,一天又过去了感到忧虑。

47.很多事情如果由我来负责,情况要比现在好得多。

48.有时我会想到一些说不出口的坏念头。

49.即使领导我的人能力差、水平低、不怎么样,我也能服从和合作。

50.必须等待什么的时候我总是心急如焚,缺乏耐心。

51.我常常感到自己能力不够,所以在做事遇到不顺心时,就想放弃不干了。

52.我每天都看电视,同时也看电影,不然心里就不舒服。

53.别人托我办的事,只要答应了,我从不拖延。

54.人们都说我很有耐性,干什么事都不着急。

55.外出乘车、船或跟人约定时间办事时,我很少迟到,如对方耽误我就恼火。

56.偶尔我也会说一两句假话。

57.许多事本来可以大家分担,可我喜欢一个人去干。

58.我觉得别人对我的话理解太慢,甚至理解不了我的意思似的。

59.我是一个性子暴躁的人。

60.我常常容易看到别人的短处而忽视别人的长处。

评分与解释

1.评分方法

该问卷的60个条目分成三部分:TH(time hurry)25题,反映时间匆忙感、紧迫感和做事快等特征;CH(competitive hostility)25题,反应争强好胜、怀有戒心、敌意和缺乏耐性等特征;L(lie)10题,真实性检验题。将每部分所对就题目的得分相加,算出各部分的得分。

分量表		测验题号	总分
TH	答"是"得分	2,3,6,7,10,11,19,21,22,26,29,34,38,40,42,44,46,50,53,55,58	
	答"否"得分	4,16,30,54	

分量表		测验题号	总分
CH	答"是"得分	1,4,5,9,12,15,17,23,25,27,28,31,32,35,39,41,47,57,59,60	
	答"否"得分	18,36,45,49,51	
L	答"是"得分	8,20,24,43,56	
	答"否"得分	13,33,37,48,52	

2.分数解释

(1)L量表的分数≥7时,表示回答不真实,测评结果无效。

(2)行为总分＝TH＋CH,根据总分进行的行为分型有:A型:37—50分,中间偏A型:30—36分,中间型:27—29分,中间偏B型:19—26分,B型:1—18分,得分超过29分,为A型行为倾向。

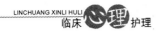

附录五：

护士用住院患者观察量表（NOSIE）

护士用住院患者观察量表，共包括 30 个项目，主要用于住院的成年精神患者，特别是慢性精神患者，包括老年痴呆患者。由护士根据自己对患者的连续观察作出评定。本量表为频度量表，按照具体现象或症状的出现频度，分为 0—4 的 5 级评分：0＝无，1＝有时是或有时有，2＝较常发生，3＝经常发生，4＝几乎总是如此。本量表广泛用于世界各国，是护士使用的精神科量表中最普遍的一种。由于此量表全部以观察作出评定，故避免了不合作患者给评定时带来的困难及干扰。同时，也暴露了不能深层次反映临床情况的弱点。

1. 肮脏	0	1	2	3	4
2. 不耐烦	0	1	2	3	4
3. 哭泣	0	1	2	3	4
4. 对周围活动感兴趣	0	1	2	3	4
5. 不督促就一直坐着	0	1	2	3	4
6. 容易生气	0	1	2	3	4
7. 听到不存在的声音	0	1	2	3	4
8. 衣着保持整洁	0	1	2	3	4
9. 对人友好	0	1	2	3	4
10. 不如意便心烦	0	1	2	3	4
11. 拒绝做日常事务	0	1	2	3	4
12. 易激动发牢骚	0	1	2	3	4
13. 忘记事情	0	1	2	3	4
14. 问而不答	0	1	2	3	4
15. 对好笑的事发笑	0	1	2	3	4
16. 进食狼藉	0	1	2	3	4
17. 与人攀谈	0	1	2	3	4
18. 自觉抑郁沮丧	0	1	2	3	4
19. 谈论个人爱好	0	1	2	3	4
20. 看到不存在的东西	0	1	2	3	4
21. 提醒后才做事	0	1	2	3	4
22. 不督促便一直醒	0	1	2	3	4
23. 自觉一无是处	0	1	2	3	4
24. 不太遵守医院规则	0	1	2	3	4
25. 难以完成简单任务	0	1	2	3	4
26. 自言自语	0	1	2	3	4
27. 行动缓慢	0	1	2	3	4
28. 无故发笑	0	1	2	3	4
29. 容易冒火	0	1	2	3	4
30. 保持自身整洁	0	1	2	3	4

附录六：

患者心理护理评估表(范例)

一、一般资料

姓名	婚姻状况
性别	文化程度
年龄	就业状态
职业	医疗诊断
民族	评估日期
籍贯	评估人
住址	

二、一般心理状态

(一)主观心理感受

(二)认知状态

(三)情绪状态

(四)行为状态

(五)气质特征

(六)性格特征

(七)个性倾向性(包括信念、世界观)

(八)其他

三、应激水平及应对能力

(一)求医行为

(二)近期事件

(三)住院顾虑

(四)适应能力及适应结果

(五)对疾病的态度

(六)家庭对患者健康的需要

(七)其他

四、社会、生活状况

(一)主要社会关系及相互依赖程度

(二)社会组织关系与支持程度

(三)工作或学习情况

(四)家庭及个人经济状况,医疗条件

(五)生活环境与生活方式

(六)其他

五、备注

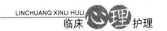

附录七

焦虑的标准护理计划(范例)

病区:_____ 床号:_____ 姓名:_____ 年龄:_____ 住院号:_____

护理诊断:焦虑:与预感到健康受威胁有关

护理目标	护理措施	实施时间	签名	效果评价
1.患者在_____能说出引起焦虑的原因 2.患者在_____能了解焦虑对康复的影响 3.患者在_____能运用有效的应对方法 4.患者在_____表现出焦虑感减轻(异常生理、心理症状减少或消失	1.耐心倾听患者的诉说,分析其原因,评价焦虑程度 2.讲解焦虑对身心健康和人际关系可能的不良影响 3.创造安静、无干扰的住院环境 4.对患者的激动、自责等异常情绪予以理解,给予安慰 5.鼓励患者表达自我感受并与他人交流,明确并及时回答患者提出的问题,与患者建立良好的治疗性关系 6.帮助患者总结、探讨应对挫折的经验和方法 7.指导患者及家属掌握并能有效运用放松技术,如听音乐、深呼吸、散步、谈轻松话题,进而转移对疾病的注意力等 8.对患者的合作与进步给予及时的肯定与鼓励			

注:"护理目标"一栏中的"_____"上填写实现该护理目标的时间

参考文献

[1]陈素坤.临床护理心理学教程.北京:人民军医出版社,2007

[2]钱明.护理心理学.第2版.北京:人民军医出版社,2012

[3]刘晓虹.护理心理学.第2版.上海:上海科学技术出版社,2010

[4]杜昭云.心理学基础.北京:人民卫生出版社,2005

[5]黄丽.心理健康与精神障碍护理.杭州:浙江科学技术出版社,2004

[6]郭念锋.心理咨询师.北京:民族出版社,2012

[7]刘志超.护理心理学.北京:中国医药科技出版社,2013

[8]李素梅.心理学健康与大学生活.武汉:华中科技大学出版社,2011

[9]马立骥.大学生心理健康教育与实训.杭州:浙江大学出版社,2012

[10]吴斌.护理心理学.北京:科学出版社,2013

[11]李丽萍.护理心理学.北京:人民卫生出版社,2012

[12]陈健尔,黄丽.护理心理学.北京:人民军医出版社,2012

[13]张贵平.护理心理学.北京:科学出版社,2010

[14]吴玉斌,郎玉玲.护理心理学.北京:高等教育出版社,2007

[15]车文博.心理治疗手册.长春:吉林人民出版社,2000

[16]李晓雯.临床常见心理问题及心理护理.北京:人民军医出版社,2008

[17]姜乾金.护理心理学.杭州:浙江大学出版社,2006

[18]何裕民.癌症只是慢性病.第2版.上海:上海科学技术出版社,2009

[19]吴钟琪.医学临床"三基"训练护士分册.第4版.长沙:湖南科学技术出版社,2009

[20]李秋萍.内科护理学.第2版.北京:人民卫生出版社,2007

[21]王锦帆.医患沟通学.北京:人民卫生出版社,2009

[22]张艳春.乙型肝炎患者的心理护理.医学信息(下旬版),2009,1(6):152

[23]许日波.艾滋病患者心理护理的研究进展.内科,2010,5(2):200—201

[24]卫生部疾病控制司.慢性病防治中国专家共识:心脑血管病防治.2012,12(5):349

[25]冯怡.精神障碍护理学.杭州:浙江大学出版社,2013

[26]刘新民.变态心理学.北京:人民卫生出版社,2007

[27]李凌江.精神科护理学.第2版.北京:人民卫生出版社,2011

[28]陈彦方.CCMD-3相关精神障碍的治疗与护理.济南:山东科学技术出版社,2001

[29]沈渔邨.精神病学.第5版.北京:人民卫生出版社,2009

[30]刘桂瑛,莫雪安,黄巨恩.职业护士心理健康现状、成因及对策的研究进展.中国实用护理杂志,2011,27(21):75—77

[31]李妍.护理心理学,北京:人民卫生出版社,2011